体の不調は「脳疲労」が原因だった

たまった疲れを解消する

頭皮セラピー

Scalp therapy

田園調布長田整形外科院長

長田夏哉

青春出版社

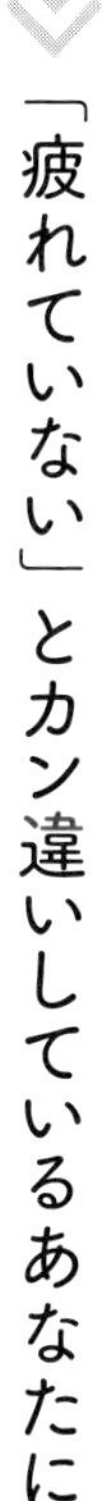

「疲れていない」とカン違いしているあなたに

「疲れていませんか？」
「いいえ、疲れていません」

近年、診療内で多い会話のひとつです。しかし、本当にそうなのでしょうか？
当院は整形外科なので、ほとんどの患者さんが腰痛、肩痛、めまい、頭痛などの症状で来院されます。じつは、これらの不調の裏側には、自分では気づかない「脳疲労」が潜んでいることが少なくありません。

体に現れる不調は感じ取ることができる一方、脳の疲れは日常化していて、無自覚になっている。こうした脳と体がリンクしていない状態の人が増えているのです。脳が疲労しても気づかず、放置しておくと、自律神経のバランスが乱れて、体のあちこちに異常が生じてしまいます。

脳疲労からくるトラブルの対策として、当院が提案しているのが「頭皮セラピー」

です。頭皮を気持ち良くほぐすと脳疲労は改善し、自律神経のバランスが良くなります。さらに、筋肉や筋膜のこりがほぐれ、頭のツボも刺激されます。その結果、眼精疲労や不眠の解消、肌のハリの向上、首や肩こりの緩和、脳のパフォーマンス向上、髪質の改善、免疫系への好影響など、さまざまな効果が期待できます。

本書は当院で積み重ねてきた頭皮セラピーを、誰でもできるセルフケアとしてアレンジし、イラストを使ってわかりやすく紹介するものです。

この頭皮セラピーには、私が医療を提供するうえで心がけている信条を込めています。それは科学的根拠（エビデンス）を踏まえたうえで、「個体のゆらぎ」を加味して選択していくということです。

私たちの体は一瞬一瞬で変化し、常に一定の状態ではありません。「川」は遠くから見れば静止しているように見えますが、近づくと常に流れと共に変化していることがわかります。私たちの体も日々、同じ状態ではなく、常に変化しているのです。

細胞が入れ替わり、血圧も脈拍も変化しています。そして私たちの感情も、思考もです。この〝ゆらぎ〟ながら安定している、バランスをとっている状態が、私たちが生きている、という状態なのです。

健康は数値などで表されることがよくあります。何が体に良いのか、1日何歩歩けば良いのか、何をどれくらい食べるのか、睡眠は何時間が良いのか、といったたくさんのハウツーがあり、それらを裏づける科学的根拠もあります。

こうした健康知識を身につけながらも、自身のゆらぎをとらえることを大切に感じてほしいと考えています。なぜなら、ゆらぎは自分自身でとらえることができるからです。

医療の側面には「自然治癒」を促すサポートをする、というものがあります。自然治癒とは「放っておけば治る」「何もしなくても治る」ということではありません。「本来の自然な状態であれば治っていく」ことだと私は思っています。

私たちは社会生活をおくるなかで、かなり不自然な状態で過ごすことが多いものです。本来の自然な状態とは脳と体がフィットし、肉体と自分の生命エネルギーがフィットしている状態のことをいいます。

そうした本来の自然な状態を知り、自分らしいゆらぎに戻る方法のひとつとして、頭皮セラピーを提案しています。ぜひ実践していただき、自分にとっての「自然」「ゆらぎ」を感じてください。

第1章 その不調の原因、「脳疲労」かもしれません

第4章 脳疲労が消える「頭皮セラピー」セルフケア

第5章

症状別「頭皮セラピー」セルフケア

第6章

脳疲労だけじゃない！「頭皮セラピー」の健康効果

第1章

その不調の原因、「脳疲労」かもしれません

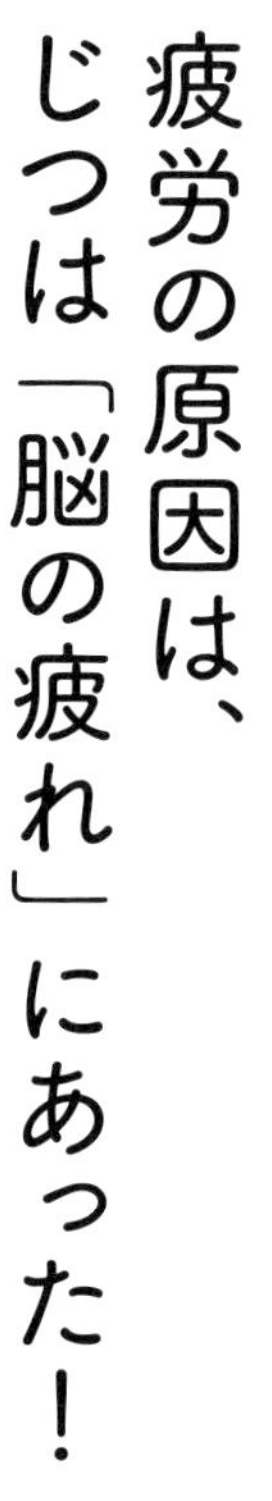

疲労の原因は、じつは「脳の疲れ」にあった！

仕事が忙しいときや、激しい運動を行ったあとなどに、人は「疲れた」とよく言います。「疲労」とはいったいどういったものなのでしょうか。

日本疲労学会では、「過度の肉体的および精神的活動、または疾病によって生じた独特の不快感と休養の願望を伴う身体の活動能力の減退状態」のことだと定義しています。

こうした疲労の原因について、乳酸が体にたまってくるのが原因だと思っている人が多そうです。しかし、これは以前信じられていた理論で、いまは間違いであることがわかっています。

乳酸が疲労の原因物質だという考え方は、イギリスの著名なノーベル賞受賞者、アーチボルド・Ｖ・ヒル博士が１９２９年に発表した研究報告をもとにしています。

研究ではカエルを使った実験が行われ、筋肉に電気信号を与えると、乳酸の濃度が上がり、同時にパフォーマンスが下がりました。この結果から、乳酸によって疲労が起こると考えられたのです。

ところが近年になって、マウスなどのほかの生物に乳酸を与えても、何ごともなく運動し続けるといった研究が続出。乳酸は疲労の原因ではない、ということが明らかになりました。

しかも乳酸は疲労の原因になるどころか、運動を行うためのエネルギー源になるという新たな発見もされています。さらに、乳酸には筋肉の働きを活発化させる機能があることさえわかってきました。

では、長時間の仕事や運動のあとで、体に疲れを感じるのはいったいどうしてなのでしょうか。この謎を探るには、「疲労」と「疲労感」はまったく違うということを理解する必要があります。

疲労とは、実際に起こる現象のこと。これに対して、疲労感とは「ああ、疲れた」と自分自身が感じることなのです。

根を詰めて仕事をする、あるいは激しい運動をすると、心拍数や呼吸、脈拍、体温などに変化が見られるようになります。こうして心拍数などが上昇し続けると、体に大きなストレスがかかり、ひどく危険な状態になってしまいます。

これらストレスで反応する脳の部位と役割も、近年の研究でわかるようになってきました。ただ、ストレス自体には良いも悪いもなく、「ストレス＝生体に悪い」という単純なものではないことはご理解ください。

ストレスに反応する脳の部位には、いくつかの系統があります。なかでも重要なのは、脳の奥深い脳幹にある小さな神経核、青班核（せいはんかく）からはじまり、視床下部、脳下垂体、副腎皮質へと続く「ＨＰＡライン」と呼ばれるメカニズム。この系統がストレスに反応すると、精神に大きな影響を与えるセロトニンや、〝快楽ホルモン〟〝脳内麻薬〟とも呼ばれ、モルヒネに似た麻薬作用があるβ－エンドルフィンなどの神経伝達物質を放出します。

こうした神経伝達物質の放出が、体内環境を一定の状態に保とうとする「ホメオスタシス（恒常性）」といっていいでしょう。ホメオスタシスについては、この章の最後でくわしく紹介します。

ストレスを受けると、脳にある自律神経の神経系統が秒単位で制御し、細かくコントロールして体を安全に保とうとします。この機能があるため、心拍数が上がったり呼吸数が増えたりしても、短い時間や軽めの運動であれば何も問題はありません。

しかし、長時間、パソコン業務などの細かい仕事に集中し続けたり、激しい運動を行ったりした場合、脳の自律神経系統がオーバーワークになって疲弊します。つまり、体よりも先に脳が疲れてしまうのです。この状態を脳の別の部分がキャッチし、疲労感としてとらえます。脳が疲れた状態、つまり「脳疲労」です。

疲労感をキャッチするのは、「眼窩前頭皮質」という部分です。脳のなかでも、ものを考える、記憶する、創造する、言葉を話すといった、人間らしい高度な指令を行う大脳の前頭葉にあります。そのなかでも「眼窩前頭皮質」は、他人の心（感情）の理解、社会性、モラルなどに深く関係しているといわれています。

適度なストレスのもと（心理的安全な状態）で使われている脳のモードと、過剰なストレスがかかる環境下での脳のモードは異なっています。ストレス過剰になると、眼窩前頭皮質を含む前頭前皮質の機能が停止し「現実的に考えられない」選択をしやすい状態に脳が切り替わります。考えている場合ではないから、まずは逃げるか闘うか、という危機状態といえます。

「疲労感」は危険を知らせる「生体アラーム」だった！

ケープタウン大学のスポーツ生理学者、ティム・ノークス博士が提唱したセントラル・ガバナー理論というものがあります。人間は運動をするとき、体の限界を超えるようなパフォーマンスは発揮できない仕組みになっている、というものです。

ひどく激しい運動をすると、心拍数が心臓の限界を超え、体温が上昇し過ぎ、関節が壊れてしまうかもしれません。こうした危険なトラブルを避けるため、脳はあらかじめリミッターを設けているという理論です。

このリミッターがあるため、まだ筋肉などにある程度余裕があっても、それ以上の激しい運動はできなくなります。いわば、体を守るための「生体アラーム」機能のひとつというわけです。

脳が通常とは異なる状態をキャッチし、慢性的にその状態が継続すると、「疲労」「痛み」「発熱」などの生体アラームが生じます。

疲労を感じた場合は、これ以上、仕事や運動を続けるのは体の負担が大きいのでやめるべきだ、という意味でアラームが鳴り響きます。

疲労感というアラームに気づいたら、痛みや発熱のときと同様に、対処するための行動に移さなければなりません。仕事の手を休めて休憩を取る、激しい運動をやめるといったことが必要です。

生体アラームを目覚まし時計でたとえてみましょう。アラームが鳴ったらすぐに起きる人は、仕事や学校に遅刻をしないで済みます。こうしたタイプは、医者から見たら安心な人。自分の体に敏感なので、健康を保ちやすいのです。

一方、アラームが鳴ってもスヌーズにして二度寝する人、あるいは無視して寝続ける人は、たびたび遅刻をするでしょう。疲労感などの生体アラームに置き換えると、体が信号を発しても適切な対処をしないで、健康を損ないがちなタイプということになります。

疲労感は危険を知らせる生体アラーム。脳がキャッチしたら、それ以上、決して無理をしてはいけません。

メリハリのない生活によって疲れは起こりやすくなる

脳が生体アラームとして察知する疲労感には、先ほど紹介したHPAラインのほかに自律神経系、扁桃体、腹側被蓋野（ふくそくひがいや）が関与しています。

自律神経とは自分の意識とは関係なく、常に体の働きをコントロールする神経のことです。普段、まったく意識しなくても、心臓は正常に働き、血液は循環し、食べたものは消化器官で消化・吸収されます。これは自律神経の働きによって、内臓や器官の機能が制御されているからです。

一方、じっと動かないままで、「心拍数を高めよう」「体温を上げよう」「汗をかこう」などと一生懸命に試みてもムダです。意志の力で自律神経の働きを左右することはできません。

人間の生体機能を調整する自律神経には、交感神経と副交感神経があり、この2つはまったく違う働きをします。

交感神経は活動的なときに働く神経系統で、基本的に日中は副交感神経よりも優位になっています。このため、起きて活動しているときには、心臓は活発に動き、呼吸は速めになり、血液が体中を盛んに循環する状態になります。

これに対して、副交感神経は夜になると強く働き出す神経系統。心臓の動きはゆっくりになり、呼吸は遅く、深いリズムに変わります。

健康を保つポイントは、2つの神経の切り替わり。オン状態の交感神経と、オフ状態の副交感神経が明確にその優位性が交替することで、体の機能は正常に働きやすくなります。スイッチにたとえると、切り替え時に「カチッ」と音がするようなイメージです。

疲労感をしっかり感じるためにも、自律神経系統の明確な切り替えが欠かせません。朝になっても交感神経があまり働かず、副交感神経が優位なままでいると、日中、体の状態が活動的にはなりません。こうした場合に、じつは脳疲労になったり、体の不調を訴えることが多いのです。しっかりオフの状態にしないと、次はオンになりません。オンの状態にならないと、オフにもなりにくいものです。自律神経が切り替わりやすいように、日ごろからメリハリのある生活を心がけるようにしましょう。

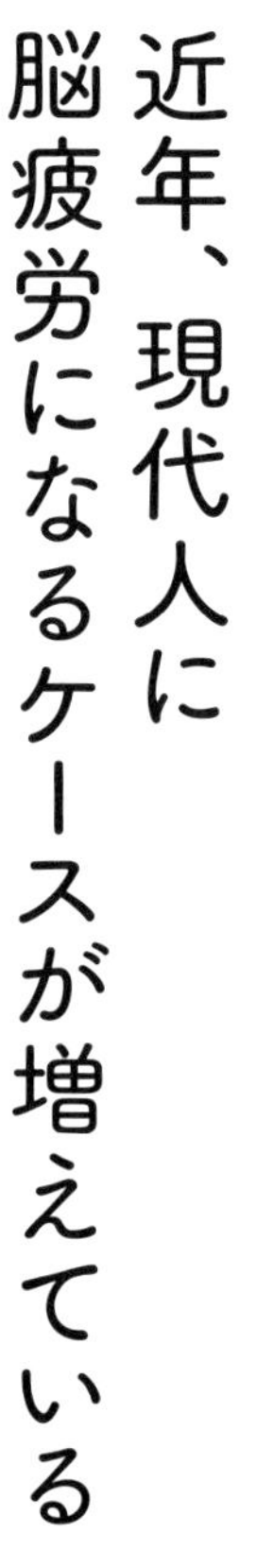

近年、脳疲労になるケースが増えている

近年、脳疲労に陥る人が増えています。特にパソコンを使ったデスクワークをしている人は、自律神経が疲弊して脳疲労を感じやすくなります。これは脳の使われ方が偏りがちだからです。

パソコン業務では椅子に座ったまま、左右の手の指のみを動かして作業をします。その分、体のほかの部分の動きは、ひどく限定されてしまいます。

1日中、こうしたデスクワークを続けると、脳の中はどういった状態になるでしょうか。情報伝達のためのネットワークが縦横無尽に張り巡らされているのに、同じところしか使われなくなります。

脳の一部だけを使い続けると、その部分が疲れやすくなるのは当然でしょう。自律神経系統の負担も大きくなって、脳疲労に早く陥ってしまいます。

特にいま、新型コロナウイルスの流行により、リモートワークに移行している人は一層注意が必要です。自宅で仕事をすると、オフィスワークよりも脳が疲れやすい傾向にあるからです。

同じパソコン業務をしていても、オフィスで働いていると、上司や部下の席まで歩いていったり、コーヒーを入れにいったり、ランチは外で食べたりと、体を使ったいろいろな行動を取ることができます。

ところが、リモートワークの場合、体を動かす機会があまりない環境のもと、パソコンに向かって指だけを使い続けます。

こうした結果、脳内で処理する情報がひどく偏り、やがて脳が疲弊してしまうのです。リモートワークには不安なことが多いでしょうから、そうしたストレスも脳の疲れをさらに早めます。

もちろん、リモートワークでも脳疲労を感じることなく、仕事を続けられる人はいます。これは環境の変化に対応できる人の場合です。

一方、なかには順応力が低く、環境の変化にうまく対応できない人も少なくありません。季節の変わり目や、職場や生活の環境が変わると体調を崩しやすい人は、最近の長時間のパソコン業務やリモートワークによって、自律神経が乱れやすいのです。

脳が疲れに気づかない「隠れ疲労」に要注意！

実際にはひどく疲れているのに、なぜだか疲労感を覚えないこともあります。これは危険な状態です。

「ランナーズ・ハイ」という現象を聞いたことはないでしょうか。長時間、ランニングをし続けていると、ある時点から苦しさがなくなり、恍惚感や陶酔感を経験することをいいます。

ランナーズ・ハイの真っ最中、脳内ではβ-エンドルフィンやカンナビノイドなどの神経伝達物質が分泌されていることがわかっています。カンナビノイドは大麻にも含まれており、脳に影響を与える化学物質です。HPAラインではストレスホルモン（副腎皮質ホルモン）が作られて放出され、ホルモンのフィードバック機能によって、セロトニンやβ-エンドルフィンが放出されます。

また最近の研究では、ランナーズ・ハイ状態ではカンナビノイドの制御も受けていることがわかってきました。これらの神経伝達物質は、いくつもの作用経路に働きかけて、ホメオスタシスの維持、調節に関与します。

この状態が慢性的、長期化した場合、危険な状態になりかねません。仕事に関連しても、こうしたことは起こります。たとえば、残業の日々が続き、実際には心身ともに疲れているにもかかわらず、新事業を任されている高揚感から疲労感を覚えない。あるいは、社長にほめられてうれしくなり、疲れが吹っ飛んだという気になる、といったような経験をしたことはないでしょうか。

こういった現象は、人間らしさをもたらす脳の前頭葉がとても発達していることから起こります。前頭葉の中で、うれしさや達成感が強く生み出され、早くキャッチすべき生体アラームである疲労感を隠してしまうのです。

実際には疲れているのに、脳が疲労を感じることができない。この「隠れ疲労」は非常にリスクが高い状態だとされています。

隠れ疲労の状態が続き、本人が何の対処もしないでいると、最悪の場合、その先には過労死が待っているかもしれません。残業続きなど、仕事がきついのに疲れを感じないときなど、「もしかして、おかしいのでは?」と思ったほうがいいでしょう。

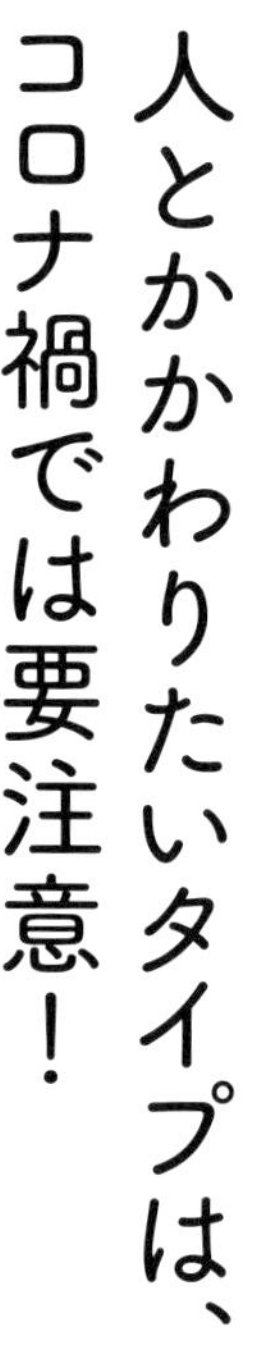

人とかかわりたいタイプは、コロナ禍では要注意！

自律神経には交感神経と副交感神経がありますが、これに関連した新しい考え方で、「多重迷走神経理論」というものが唱えられています。

多重迷走神経理論は、まだ医学界では定説になっていませんが、トラウマ治療などの分野では取り入れられています。どういう理論かというと、副交感神経の機能が２種類に分けられ、自律神経は交感神経と２つの副交感神経の３つからなるというものです。

人を活動的にする交感神経とは逆に、副交感神経は人を落ち着かせる神経系統。多重迷走神経理論は、副交感神経は自分１人で落ち着くときに働く「背側（はいそく）迷走神経群」と、他者と心地良く過ごすときに働く「腹側迷走神経群」に分けられるという考え方です。

背側迷走神経が強く働くと、１人で静かにしてリラックスする状態になります。この背側迷走神経が働き過ぎると、周りをシャットダウンして、人とのかかわりを拒否する引きこもりになりやすいといわれています。

一方、腹側迷走神経の働きは、他者とのかかわり合いを持つことによって、安心を得ようとするものです。この神経群が強く働き過ぎると、依存症になりやすいとされています。

多重迷走神経理論では、背側迷走神経と腹側迷走神経、それに交感神経を含めたトライアングルのバランスが良い場合、自律神経系の安定が保たれると考えられています。ただ、どちらかの働きが強い人もいるでしょう。1人でいると安心して落ち着ける人は、背側迷走神経が強いタイプです。こうした人は、コロナ禍で人とのかかわりが少なくなった環境のもとでも、うまくやっていけるかもしれません。しかし、他者とのつながりがこれまで以上に困難となる可能性があります。

これに対して、腹側迷走神経が強いタイプは人との交流がないと安心できないので、コロナ禍のような状況では精神的に苦しくなってしまいがちです。いざというときに対処できるように、自分がどういうタイプなのかを知っておくといいでしょう。

脳疲労を放置すると、ホメオスタシスが乱れて病気や不調の原因に

ここまで紹介してきたように、脳疲労とは脳の自律神経系統の疲弊です。脳疲労を放っておくと、自律神経バランスの崩れからホメオスタシスが乱れ、さまざまな病気や不調の原因になります。

ホメオスタシスとは、体内環境を一定の状態に保とうとする働きのことで、「恒常性」とも呼ばれます。ホメオスタシスに関係するのは、主に体の中の神経系・内分泌系・免疫系。これらトライアングルのメカニズムが相互に関係し合い、一定の状態をキープするような仕組みになっています。

自律神経系統が疲弊し、脳が疲労感を覚えても放置しておく、あるいは脳疲労になっているのに気づかないでいると、内分泌系と免疫系にも影響し、どちらも正常に働かなくなります。

内分泌系ではストレスを受けたときに出るストレスホルモンや、ブドウ糖を利用す

るのに欠かせないインシュリンなど、重要なホルモンの分泌が乱れてしまいます。免疫系も正常でいられなくなり、炎症を起こしたり、体内に侵入した異物に対する防衛力が低下してしまいます。

こうしてホメオスタシスを保つことができなくなると、肩こりやめまいなどの自律神経失調症の症状にとどまらず、高血圧や糖尿病などの生活習慣病、がん、メタボリックシンドロームなどを発症しやすくなります。

脳疲労は、単に脳が疲れたという現象ではありません。放置しておく、あるいは気づかないでいると、体へ多大なる影響を引き起こすことを知っておきましょう。

第2章

「頭皮セラピー」で脳疲労が消える！

体の不調が頭皮に現れるのは、全身が筋膜でつながっているから

「筋膜」という体の組織を知っているでしょうか。その名の通り、筋肉を包んでいる膜のことです。ひとつひとつの筋肉はバラバラに離れて存在していますが、じつは筋膜でつながることによって、動きの連携が取れるようになっています。いわば筋膜によって、全身はボディスーツのようにつながっているのです。

とはいえ、胴体や腕、脚などには太い筋肉があるけれど、一見、頭には筋肉自体がなさそうです。筋膜も存在しないのではないか？　こう考える人がいるかもしれません。確かに、頭の額のあたりには前頭筋、後頭部には後頭筋、左右のこめかみあたりには側頭筋という筋肉があります。一方、これらがカバーしていない頭頂部とその周りには筋肉が見当たりません。

しかし、頭皮は頭蓋骨のすぐ上にのっているわけではありません。頭皮の下には「帽状腱膜（ぼうじょうけんまく）」という薄い筋膜が広がっています。この帽状腱膜が頭の上部付近をちょ

うど帽子のように覆って、少し離れたところにある前頭筋や側頭筋、後頭筋とつながっているのです。

この帽状腱膜は、筋肉ではないので自力で動かすことはできません。そして、先ほどお伝えしたように、体全体の筋膜はつながっていて影響を受けるので、例えば足の裏の筋肉が緊張し固くなった患者さんの頭に触れてみると、帽状腱膜もガチガチに固くなっているということが実際にあるのです。逆もしかりで、帽状腱膜がむくんでいる患者さんは、体にもむくみが見られます。

こうした仕組みと実際の患者さんの状態を合わせ見ると、頭に触れてその状態を確認することで、体の状態を推測できると考えられます。クライアントの体調を知るには、頭に触れるのがいちばんわかりやすいと言うセラピストも少なくありません。

頭は皮下脂肪や筋肉などで覆われている部分が少ないため、自分で触っても、筋膜状態を確かめやすい場所です。次のページでは、基本的なチェックの仕方を紹介しましょう。

「ガチガチ頭皮」と「ゆるゆる頭皮」の違いは？

頭皮の状態を見ると、その人にいまどういった不調があるのか、どのような生活習慣をおくっているのか、さらに心の状態などもある程度わかります。自分でもチェックできるので、ぜひ試してみることをおすすめします。

まず、座った状態で、片手を頭の上に伸ばします。そして5本の指をすぼめ、頭頂部を指で寄せてつまむようにして、前後左右に動かしてみましょう。

心身ともにすこやかな状態の人は、つまんだ指を前後左右に1㎝ほど動かすことができるはずです。頭皮が頭にぴったりくっついておらず、押さえた指を動かすことによって、少しずれるといった感じです。

これに対して、指でまったくつまめない、頭皮を動かそうとしてもびくともしない、あるいは痛みを覚える、といった頭皮の固い人がなかにはいます。

こうした「ガチガチ頭皮」の人は、頭皮が頭蓋骨に貼りついているような状態で、血流が悪くなっていることが考えられます。これが原因で普段から体が緊張し、酸素や栄養分が全身に行きわたりにくくなり、その結果、頭痛や眼精疲労、ぎっくり腰、ばね指、不眠などの症状が現れやすくなります。

常に忙しくて、やるべきことが多く、休息時間が少ない人はこのガチガチ頭皮になりやすいものです。頑張り屋の努力家、責任感が強い、イライラしやすい、人に頼るのが苦手、といった性格の人に多く見られる傾向があります。

ガチガチ頭皮とはまったく逆が「ゆるゆる頭皮」。頭頂部がぶよっとしていて、頭皮を指で簡単につまめ、ずるずる動かすことができます。

ゆるゆる頭皮の人は、頭皮と頭蓋骨の間に体液がうっ滞しており、老廃物が蓄積していることが推察されます。頭皮だけではなく、体にもむくみがあることが原因で、疲労しやすく、眠っても疲れが取れない、肩もよくこる、といったトラブルに悩まされます。

不規則な生活をおくっていると、こうしたゆるゆる頭皮になりやすいものです。性格については、ガチガチ頭皮とは対照的で、優しくて周囲に気をつかい、自分の意見は言わずに周囲に流されやすい、という人が多く見られます。

頭皮のチェック方法

椅子に座って行う。片手をすぼめて、頭頂部を指で中央に寄せてつまむようにして、前後左右に動かしてみる。

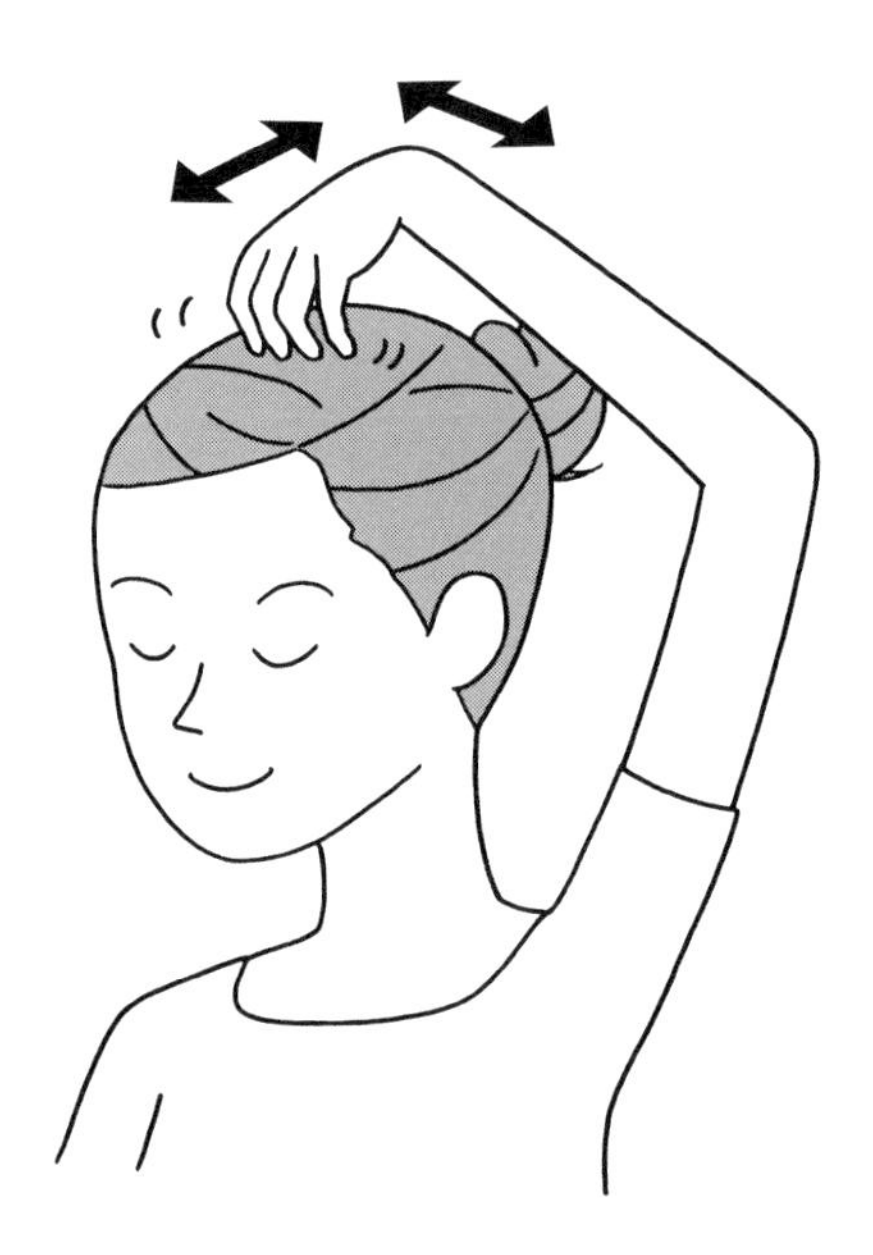

すこやか頭皮	頭皮を多少動かすことができる。
ガチガチ頭皮	頭皮がまったく、あるいはほとんど動かない。痛みを感じる。
ゆるゆる頭皮	頭皮を簡単につまめて動かせる。ぶよっとしている。

頭皮を刺激すると、なぜ「脳疲労」が取れるのか

頭には硬い頭蓋骨があるため、外側の頭皮をいくらマッサージしても、頭蓋骨の内側にある脳には影響を及ぼしにくいような気がします。しかし、頭の仕組みを理解すると、「なるほど!」と納得していただけるでしょう。

まず、頭部の血流について説明しましょう。じつは、頭部の静脈はとても滞りやすくなっています。頭部にある静脈の約半数が、「無弁静脈」といって手足などの静脈とは異なり、血液の逆流を防ぐための静脈弁がない構造になっているからです。

「頭部の血流が滞りやすい」と聞くとあまり良い心地がしませんね。ですが、もうひとつ、頭部静脈には面白い構造があります。それは「導出静脈」といって、脳表面に走行している静脈が頭蓋骨を貫通して頭皮の静脈とつながっている構造です。この「導出静脈」は、頭頂部と後頭部に多く存在し、外側の頭皮を刺激することで、内側にある脳の血流に影響を与えることができると考えています。

ここで、頭皮セラピーの出番です。頭皮のマッサージに効果があるということは、私たちが日ごろ行っている施術により、患者さんの症状が明らかに改善する事実から体験的にわかっています。その効果は頭皮を刺激することで静脈の血流を改善し、導出静脈を通じて脳内の血流も良くしているためではないかと考えています。症例については最後の章で紹介しましょう。

こうした頭皮セラピーの有効性は、化粧品メーカーの研究によって証明されています。研究対象とされた体の部位は、前腕と頭皮。双方をもんだり、さすったり、圧迫したりと、さまざまなやり方で刺激したあとで、血流がどう変化しているのかを測定しました。その結果、刺激後は前腕よりも頭皮のほうが血流が良くなり、改善の持続時間も長いことがわかりました。

マッサージの方法と血流の関係についても、興味深い結果に。前腕に対する刺激では、圧迫しながら強めにさする方法が、他の方法よりも群を抜いて効果がありました。これに対して、頭皮ではもみほぐす、さする、圧迫と、すべての方法で血流が良くなったのです。なかでも、最も有効だったのが圧迫する方法でした。

腕には太い筋肉があり、脂肪もそれなりについています。こうした体のつくりから、軽めの刺激を加えても、血流に影響を与えることは難しく、また体格の違いによっても効果が大きく異なることも推察できます。

一方、腕とは違って、頭皮の下はごく薄い筋膜である帽状腱膜や皮下組織が覆っているだけです。頭部には脂肪もほとんどないので、どんな体格の方でも、圧迫する力が脳に直接伝わりやすいと考えられます。これも頭皮セラピーが有効である理由です。また、頭皮を刺激することによって、脳の血液だけではなく、脳脊髄液の循環も良くなると考えられます。最近の研究で、脳の動脈・静脈の血管周囲にある隙間（血管周囲腔）が脳脊髄液の流れに関連していることがわかっています。

動脈に沿って脳脊髄液が脳に流入し、脳内で間質液（細胞と細胞の間にある体液）となり、静脈の血管周囲腔に吸収され、また脳脊髄液に戻される。この過程で間質液は老廃物を運搬し、血液を伝って老廃物を排泄するリンパ排泄と同様の仕組みがあるとのことです。脳内の老廃物を回収し排出する大事な役目を持っています。

この脳の浄化機能により脳内を健康に保つことで、セロトニンやドーパミンなど脳の広範囲を同時に活性化させて脳の機能を調整するシステム（広範囲調節系）を整え、この結果、自律神経活動が正常化。つまり脳疲労軽減につながるのです。

頭蓋骨を微妙に動かすと、脳の健康状態が良くなる！

頭皮セラピーが脳に良い影響を与え、健康維持に効果がある理由として、頭蓋骨との関係も考えられます。

西洋医学では、「頭蓋骨は動かない」というとらえ方をしています。赤ちゃんの頭はとてもやわらかく、頭の中で頭蓋骨がまだ発達していません。その後、成長するにしたがって骨が固くなっていき、しっかりした頭蓋骨が完成すると、もう動かなくなるという考え方です。

これに対して、「オステオパシー」の世界では、「頭蓋骨は動く」とされています。オステオパシーとは、人間が本来持っている自然治癒力を最大限に活かそうとする、アメリカ生まれの医学のことです。日本には大正時代に入ってきて、整体や指圧などに大きな影響を与えました。

頭蓋骨は動くという考え方から発展したのが、頭蓋仙骨療法というものです。この独特のヘルスケアは、骨盤中央にある仙骨と頭蓋骨が連動している、という考え方に沿って行われます。

頭蓋仙骨療法では、仙骨を施術すると頭蓋骨が動き、脳に好影響を与えるとされています。頭蓋骨を動かすと脳を刺激するというメカニズムは、容器に入った豆腐で説明できます。容器（頭蓋骨）を動かすと水（脳内にある脊髄液）がゆらぎ、その影響で豆腐（脳）に刺激を与えるというわけです。

頭蓋骨の動きは、主に呼吸によって横隔膜が上下することによって起こるという考え方もあります。最近の研究によると、頭蓋骨を動かすのは呼吸だけではなく、ほかのファクターも関連しているとのことです。自律神経系統も関係しており、その作用で微妙な弛緩と収縮、膨張があるという見方もされています。

こうした理論、考え方をもとに、頭皮セラピーは頭を直接的に刺激し、脳に好影響を与えるヘルスケアだと説明することもできます。頭蓋骨を動かして、脳内での脳脊髄液の巡りを良くし、脳を健康な状態にするわけです。

なお、頭蓋骨は呼吸によって動くという考え方から、頭皮セラピーは呼吸に合わせて行うのが基本です。

頭皮をほぐすと、目の疲れが取れ、視界が明るくなる！

私がそもそも頭皮セラピーに関心を持ったのは、15年ほど前にヘッドスパに通ったことがきっかけです。

当時、肩こりによく悩まされており、ヘッドスパが有効だと聞いて施術を受けました。すると、肩こりはもちろん。背中や首の張りもなくなり、とても楽になって驚いたものです。

しかも、終わったあとで顔を見ると、表情筋が施術前と違っています。目の開き具合も変わって、視界が随分広くなりました。頭をマッサージすると、相当な効果があるものだなと実感しました。もちろん、頭皮セラピーでも同じような健康効果が期待できます。

頭を刺激して視界が広がるのには、いくつかの理由があります。まず、疲れてくると「視野が狭くなる」ことがありませんか？　なぜ脳疲労状態になると視野が狭くなるのでしょうか。

人の脳は視覚から得る情報量が多いため、目を閉じていない限り、目から自動的に情報が入り込み、脳にとって大きな負荷となります。そこで脳疲労状態になりはじめると、無意識のうちに視野を狭くして、流入する視覚情報の量を効率的に低減させて脳疲労を抑えようとするのです。

頭皮セラピーなどの頭のマッサージが目に効くのは、目と連動して動く首の筋肉に対する作用も関係しています。

じつは、目を大きく動かすと、必ず頭と首も動くような仕組みになっています。このとき、特に使う筋肉が首の後ろにある後頭下筋群。頭皮マッサージなどを施し、緊張したこの筋肉をゆるませてあげると、脳疲労だけではなく目の疲れも取ることができます。

加えて、東洋医学的に考えると、後頭部には眼の疲れにも効く天柱(てんちゅう)や体の治癒力をあげる風池(ふうち)など、目の疲れに効果的なツボがあります。後頭部をマッサージすると、こういったツボも刺激されるので、目のトラブルが一層解消されやすくなります。のちほど紹介しますが、頭皮セラピーにはこのような症状に対応するマッサージもあるので、症状に合わせて実践してください。

眼精疲労は疲れ目とは異なり、自律神経の機能障害とされています。これはどうしてなのでしょうか。

現代人は、デスクワークの際には緊張しながら近くのパソコン画面にピントを合わせています。つまり交感神経が優位になっている状態で、近くにピントを合わせるように目を使っていることになります。

じつは、これは本来の私たちの目のピント調節機能とは反対の作業。というのは、人間は野生動物だった時代の名残で、獲物を探すために交感神経が優位になって遠くに焦点を合わせるようになっているからです。このため、現代のようにデスクワークで緊張しながら近くを見ると、自律神経に大きな負担がかかり、眼精疲労になってしまうのです。

デスクワークやリモートワークが多い人は、頭皮セラピーを習慣づけて、積極的に自律神経のバランスを整えることがおすすめです。

頭皮セラピーで期待できる効果は、こんなにいっぱいある！

この章では、頭皮セラピーの有効性について紹介してきました。まだ触れていない効能も含めて、期待できる効果についてまとめてみましょう。

［脳疲労の改善］頭部の血流やリンパ液、脳脊髄液などの循環が改善。脳を活性化する物質の分泌機能も正常になり、自律神経のバランスが整えられて、脳疲労を改善することができます。

［眼精疲労の緩和］頭部の血流が改善することによって、脳を流れる血液の量が増加。眼精疲労がやわらぎ、視界も広くなります。

［不眠や不安感の軽減］前頭部の緊張が緩和され、その裏側にある脳の重要な領域、前頭前野の血流量がアップ。自律神経のバランスが安定します。

［髪質の改善］毛乳頭への血行を促進し、たまった老廃物の排出も行うことで頭皮を

すこやかにしていくため、髪質が向上し、薄毛へのアプローチも期待できます。

［肌のハリとツヤ感の向上］ 頭部の筋肉と表情筋の緊張が緩和され、顔面の血液量が増加することで、肌のハリとツヤがアップします。

［脳のパフォーマンス向上］ 脳表面の血流改善により、脳の血液量がアップし、酸素や栄養分が脳細胞に供給されることで脳も活性化。脳の考える力が増します。

［首、肩こりの緩和］ 頭部のツボへの刺激、帽状筋膜の緊張緩和によって血液やリンパ液の循環を改善し、老廃物を排出することで、こりを緩和します。

［脳のスイッチを切り、休息させる］ 呼吸に合わせて一定のリズムで圧迫することで、血流が改善し、重要な神経伝達物質であるセロトニンを作り出す機能を活性化します。

第3章

東洋医学からみた「頭皮セラピー」の効果

頭皮セラピーを行うと、「氣・血・水」すべての巡りが良くなる！

高速道路で渋滞するのは、だいたいがインターチェンジ付近です。インターチェンジがスムーズに流れていれば、多くの場合、渋滞は起こりません。

では、体でいうならば、インターチェンジはどこにあるのでしょうか。私は、それは頭にあると考えています。

なぜなら、全身とつながる筋膜に覆われてはいるものの、体のほかの部位にくらべて筋肉が少なく、血液やリンパ液などを循環させるポンプ機能も弱く、循環が滞りやすい部位だからです。

そこでインターチェンジの料金支払所にＥＴＣを整備するように、頭皮に適切な刺激を与えると、頭部筋膜の緊張がゆるみ、血液やリンパ液などの体液がスムーズに流れるようになるのです。

こうした体のメカニズムは、東洋医学的な考え方で説明することができます。

東洋医学には、体を支える大きな要素として、「氣・血・水」という3本柱があるとされています。この3つが正常に働き、体内をスムーズに巡ることによって、健康が保たれるという考え方です。

このなかの「氣」とは、人体の生命活動の最も基本となるもので、生命エネルギーや生理的な機能のようなものだと考えられています。

この「氣」の巡りが悪くなると、イライラ、不安感、不眠などの症状が起こりやすくなります。また、不足すると疲労や倦怠感、気力の減退、頭痛などが起こりやすくなり、うつ状態に陥ることもあります。

次の「血」とは文字通り、血液のことをこう呼んでいます。東洋医学では全身に栄養を与え、人体の精神活動にもかかわるもの、思考の源ともいわれており、「血」の巡りが良くないと、当然、さまざまな症状が起こりやすく、肩こりや頭痛、腰痛、月経不順につながります。

また、「血」が不足すると皮膚の乾燥、顔色の悪さ、精神の不安定や記憶力の減退などの症状が出やすくなります。

最後の「水」は、体を巡っている水分のこと。リンパ液や脳脊髄液など、血液以外の体液を指します。

「水」は全身へうるおいと栄養を与える働きがあり、余分な水分が体にたまり、巡りが悪くなるとむくみやめまい、下痢などを発症しやすくなります。また、不足すると肌や髪のかさつき、ドライアイ、関節痛につながります。

頭皮セラピーを行うと、血液やリンパ液、脳脊髄液などの流れが改善されます。つまり、「血」「水」の巡りが良くなるわけです。加えて、セラピーは呼吸に合わせて行うので、体内での「氣」の巡りが良くなることも期待できます。

こうして、「氣・血・水」のすべての巡りを良くするのが頭皮セラピー。東洋医学的に見ても、健康に対する効果が十分期待できます。

「舌診」によって体調を知ることも大切

東洋医学には、さまざまな診察の方法があります。なかでも、とても手軽な方法で、自分でも行うことができるのが「舌診（ぜっしん）」です。

鏡に向かって口を大きく開け、舌を出してチェックします。形や色、大きさ、舌の表面につく苔のような「舌苔（ぜったい）」、舌の裏側にある2本の大きな静脈などを観察し、水分代謝や自律神経のバランスといった現在の体調を知ることができます。

舌には飲食物（コーヒーや紅茶など）の色がつきやすいので、舌診を行う際には、色の濃い食べものや飲みものは取らない状態でチェックすることがおすすめです。できれば、朝起きてすぐ見るようにすると良いでしょう。そのときの場所も重要で、本来の色がわかるように、自然光が差し込む明るい部屋で行うようにしましょう。

舌診で判断できる舌の状態で、最もわかりやすいのが舌裏の静脈が紫色に張っている（怒張（どちょう））かどうかです。これは体の中で血流の滞りがあることを表し、頭皮がガチガチやゆるゆるになっている人に多く見られます。

頭皮セラピーが体に好影響を与えることは、この舌診でも裏づけられます。セラピー前後でチェックして比べると、舌がまったく違う状態に変化することがよくあるからです。

たとえば、まるで舌裏にドジョウが貼りついているように、青紫色に太く怒張していた静脈が、セラピー後には色が薄くなり、鉛筆程度に細くなることは少なくありません。

また、体が緊張することによって、口が大きく開かず、舌を出せないケースもあります。こういった場合も、頭皮セラピーを行うことによって、緊張がほぐれて口が無理なく開くようになるものです。

舌が正常な状態に変わったというのは、東洋医学的に考えると、「氣・血・水」の巡りが良くなり、健康状態が改善されたということを意味します。

舌診を心がけて、こうした舌の変化を目の当たりにすれば、頭皮セラピーの効果を実感することができます。舌診を習慣づけることは、常に〝自分の体調〟を知ることができ、またセラピーを行うためのモチベーションにもなるのではないでしょうか。

よく見られる舌の状態を知っておこう

すこやかではない頭皮は、大きく「ガチガチ頭皮」と「ゆるゆる頭皮」の2つに分けられます。コロナ禍のなかで、ガチガチ頭皮の人を舌診したところ、ほぼ全員に舌裏の静脈の怒張が見られました。ほかには6割の人の舌尖部(ぜっせん)(舌の先端部分)が赤く、不安や焦りなどストレスが多いときによく見られる状態でした。

こうした舌の状態から、体が過緊張になっており、血の巡りが滞って頭皮が固くなっていることがわかります。頭痛や肩こり、腰痛、冷え症などになりやすい状態なので、頭皮をゆるめて対処することが大切です。

一方、ゆるゆる頭皮の人も全員、舌裏の静脈が青紫色に怒張。また、6割の人の舌の色が白っぽくなっており、なかには歯型がついている人もいました。舌の色が白っぽくなっているのは、体を動かすエネルギーである氣の不足により、血が充分作られていない可能性があり、水分代謝も低下しているため余分な水分が体に残り、体がむくみ、冷えやすいことを示しています。歯型がついたのは、余分な水分によって舌がむくみ、歯に押しつけられ、あとが残りやすい体調だったことが原因だと考えられます。

こうした人は舌だけではなく、体全体に余分な水分や老廃物が蓄積し、血流がうっ滞していることが推察されます。頭皮に刺激を与えて改善しなければ、常に疲労感を覚え、疲れが取れにくく、体のだるさも感じやすいものです。

さらにストレスの強い緊急事態宣言下では、舌の苔が厚くなっている人がよく見られました。特に多かったのが70代~80代の高齢の女性と、40~50代の働き盛りの男性です。お話を伺ったところ、高齢の女性の場合、新型コロナウイルス感染症の流行で外出が怖くなり、買い物をしても購入物は帰宅後に洗い、着ていた服も洗濯しないと不安だった状況が続いていたとのこと。感染を恐れて、バスや電車で吊り革につかまらないようにしていたため、体の負担も大きかったようです。壮年の男性の場合は、会社の経営状況など先行きの不安が強い方が多く見られました。

こうした不安や心配、恐れといった感情をため過ぎてしまうと、舌の苔も厚くなる傾向があります。頭皮セラピーで体調を整えることによって、改善されていくケースも多いのです。

ガチガチ頭皮で多かった舌

舌尖部が赤くなっている。

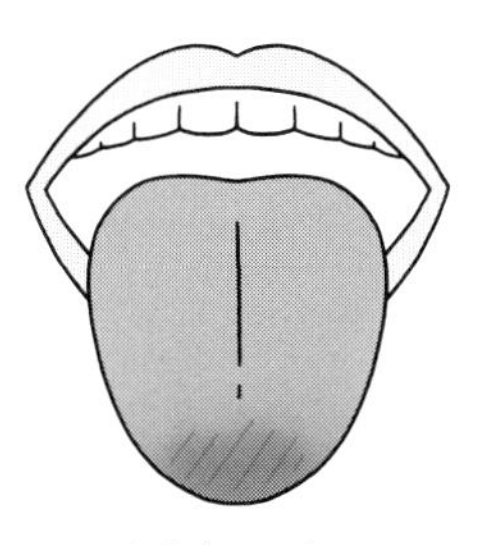

舌尖部の赤み

ゆるゆる頭皮で多かった舌

舌の色が白っぽい。
歯型が残っていることも。

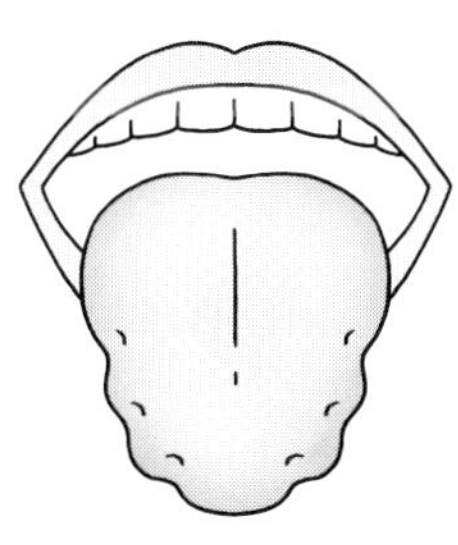

淡泊舌、歯痕

ガチガチ頭皮にも、ゆるゆる頭皮にも多かった舌

舌の裏側の静脈が怒張している。

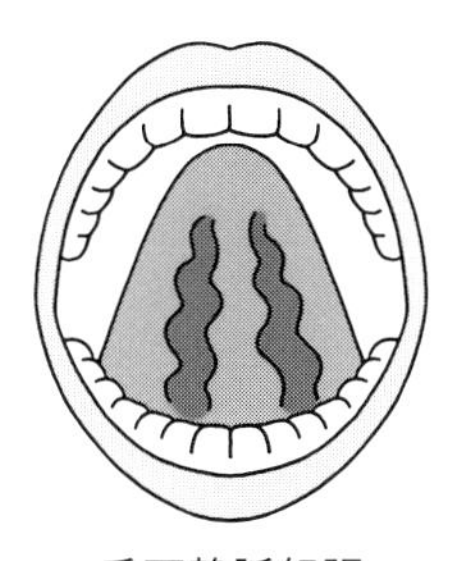

舌下静脈怒張

第4章

脳疲労が消える「頭皮セラピー」セルフケア

セルフケアの注意点と行うのに適したタイミング

頭皮セラピーは頭に刺激を与え、自律神経のバランスなどを整えることにより、疲労軽減やストレス緩和を目指すセルフケアです。まず第一に、**病気に対する治療法ではありません**。そして、ひどい頭痛がある、あるいは発熱しているなど、**体調が明らかに悪いときには無理に行わない**ようにしてください。症状が悪化することがあります。このような場合は、必ず医療機関での診療を受けてください。

またセルフケアの際には、**必ず呼吸に合わせて行う**ことが重要です。基本的には押したり、ほぐしたり、ゆるめるときに息を「フーッ」と口から吐くようにしましょう。息を吐くことで体は副交感神経が優位になり、リラックス効果が高まります。

与える刺激は「気持ちいい」、または「イタ気持ちいい」と感じる強さで行います。「強く押したほうがより効果があがるだろう」と痛みを我慢して行う方がときどきいますが、そうすると、体が緊張して逆効果になるので気をつけてください。

頭皮を傷つけないように、**爪を立てないで行う**ことも大事です。爪を長くしている方や、握力が弱くて指に力が入りにくい場合は、手を握って「グー」の形にして、つけ根に近いほうの第二関節を押し当てるようにします。

セルフケアを行うタイミングとしておすすめなのは、**入浴時**と**入浴後**。体が温まっているので、筋膜もやわらかくなりやすく、刺激によって血流が促進され、高い効果が期待できます。**寝る直前**、ベッドや布団の上で仰向けになって行うのも効果的です。全身の緊張がゆるみやすくなり、質の良い睡眠につながります。

お化粧前に行うのもおすすめです。お肌にハリとツヤが出るので、お化粧のりが良くなります。朝、起きたものの、**目覚めがすっきりしないとき**も行ってみましょう。目がぱっちり開いて、脳のスイッチが入りやすくなります。

パソコンやスマートフォンの使用中や使用後も、ぜひ積極的にセルフケアを行っていただきたいタイミングです。頭から首にかけての筋膜の緊張がゆるみ、脳疲労がこまめにリセットされるので、頭と目がすっきりして作業効率もアップします。長時間同じ姿勢で機器に触れ続けず、合間にさっと行うようにしてみてください。

まずは

ウォーミングアップ！

最初に、4つのウォーミングアップを紹介します。具体的な頭皮セラピーの前に、まずはこれらを行って、緊張しやすい部分をほぐしましょう。

ウォーミングアップ 1

手ぐしで頭皮リフレッシュ

◎それぞれ、2〜3回（2〜3呼吸分）行います。

前髪の生え際〜頭頂部

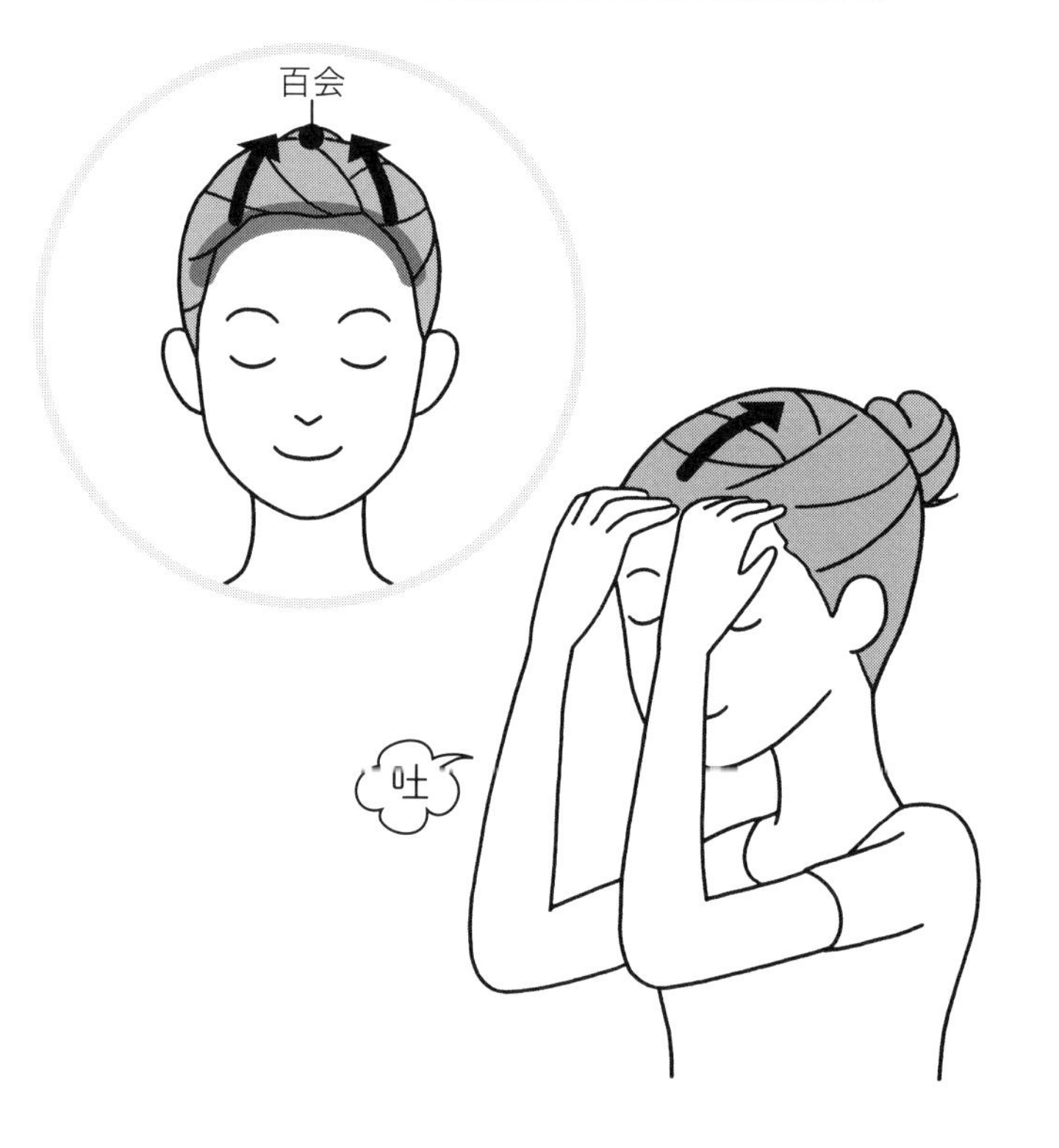

両手の小指同士をくっつけるようにして、前髪の生え際に全部の指先を当てる。口から息を「フーッ！」と大きく吐きながら、頭頂部にあるツボの「百会（ひゃくえ）」に向かって手ぐしでやや強めにかきあげていく。

耳のまわり～頭頂部

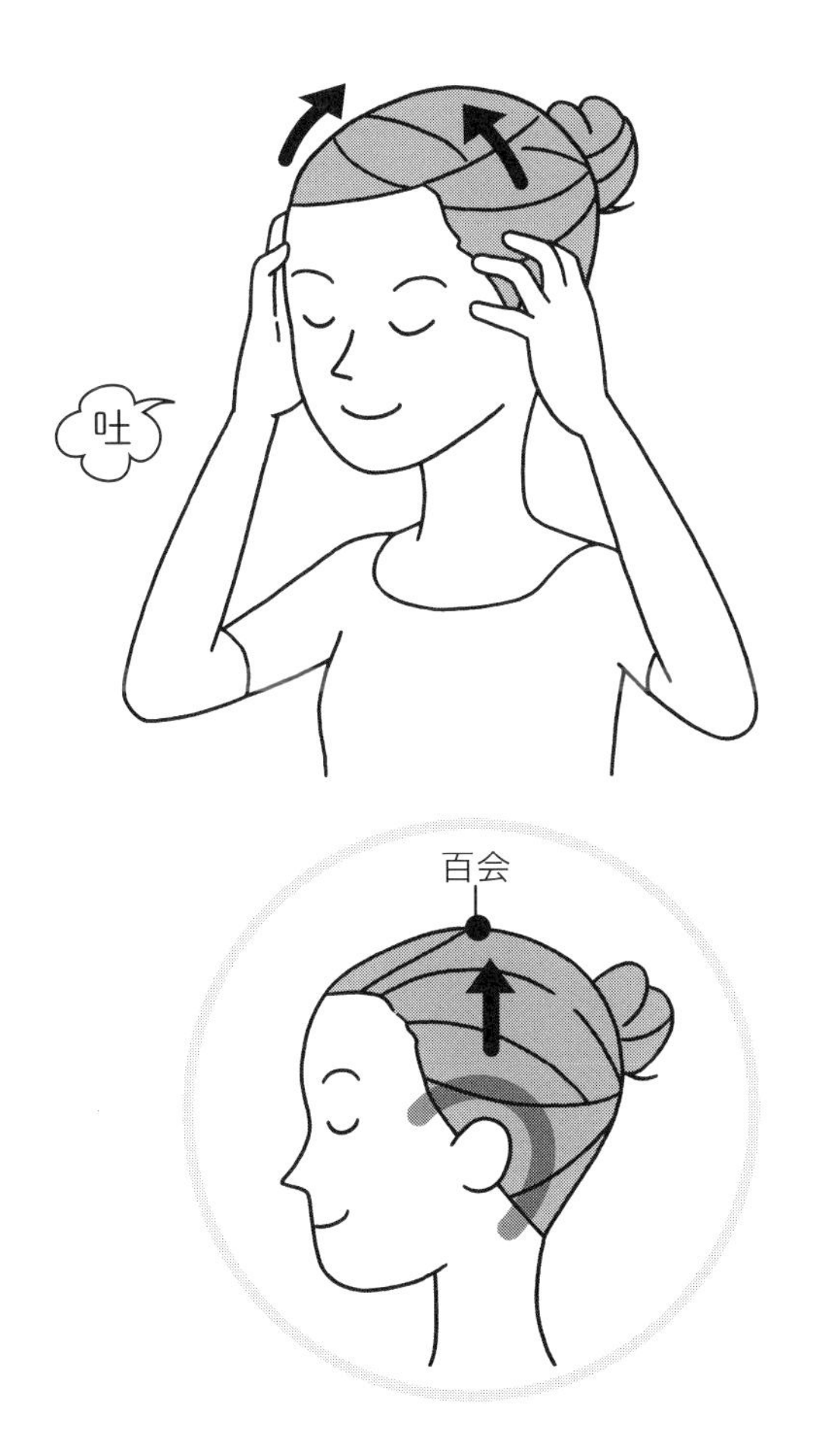

両手の指を熊手のように開き、手のひらの中心部が耳にくるように覆う。口から息を「フーッ！」と大きく吐きながら、頭頂部に向かって手ぐしでやや強めにかきあげていく。

うなじ〜頭頂部

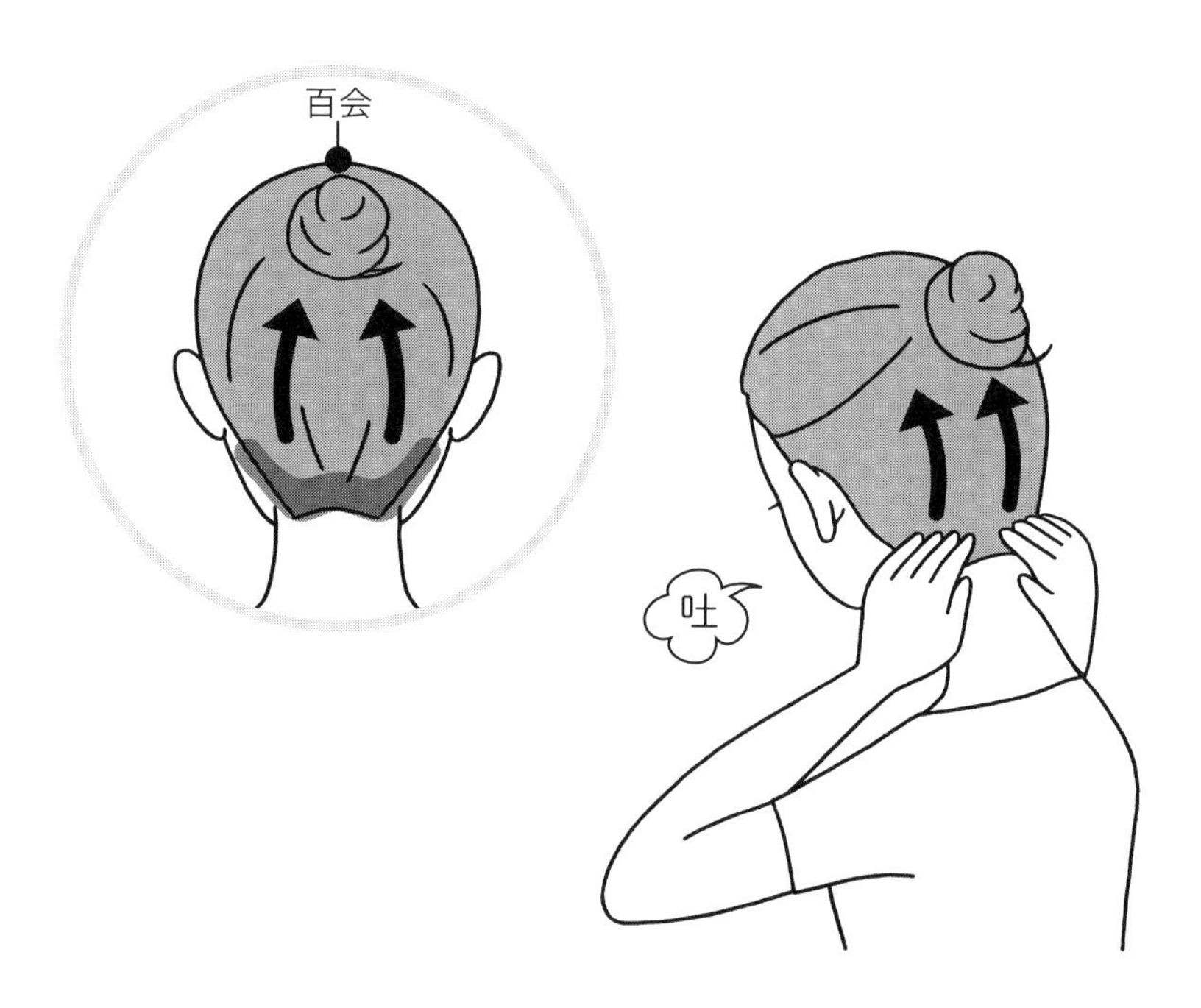

両手の指先をそろえて、うなじに当てる。口から息を「フーッ！」と大きく吐きながら、頭頂部に向かって手ぐしでかきあげていく。

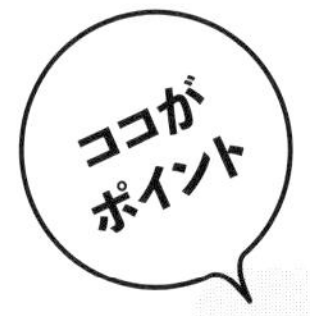

○指先で頭皮に道をつくるようなイメージで行いましょう。

○爪を立てると頭皮が傷つくことがあります。爪は立てないように注意しましょう。

ウォーミングアップ 2

鼻筋のばし

◎鼻呼吸をゆっくり2回行う間続けます。

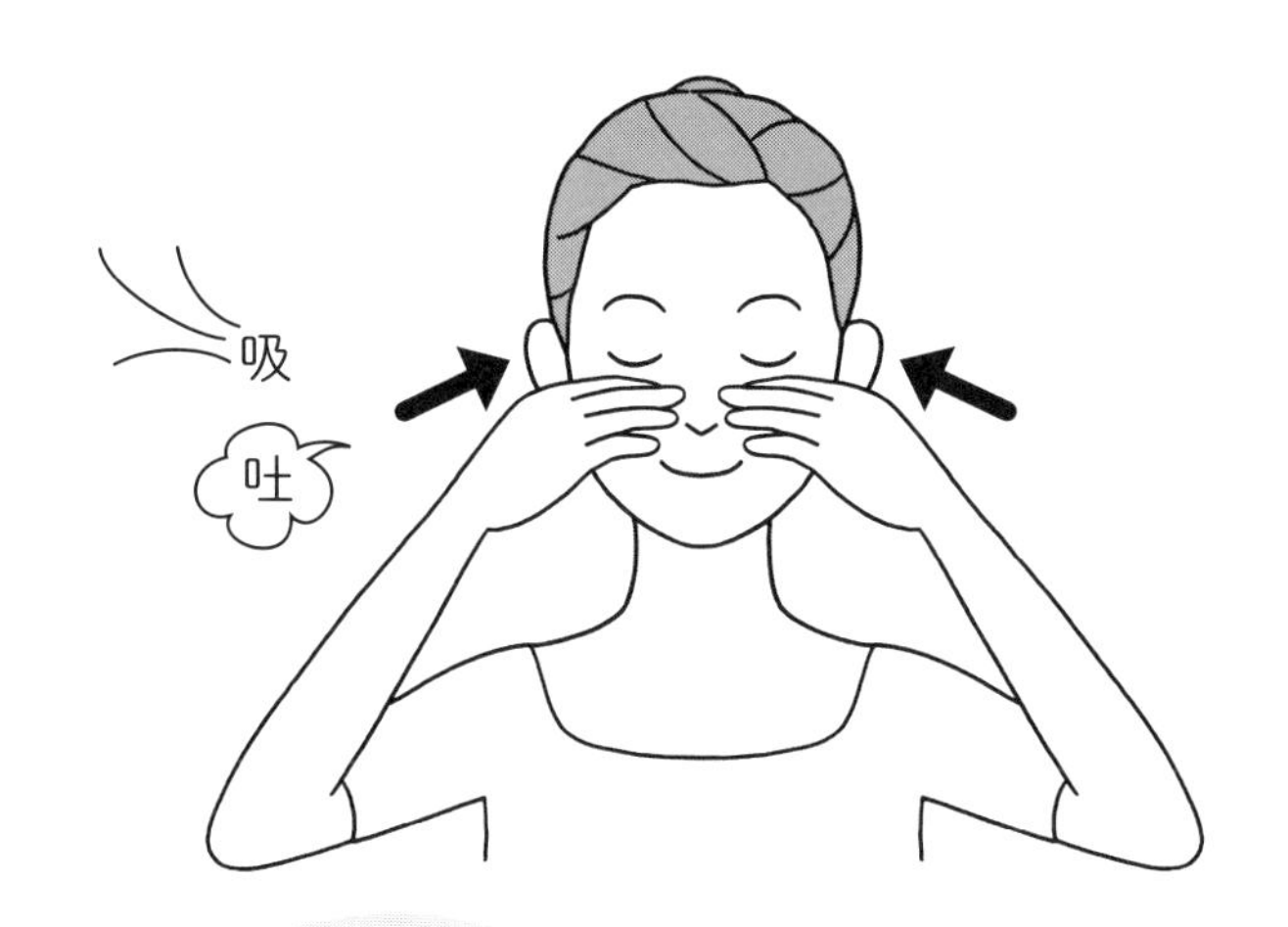

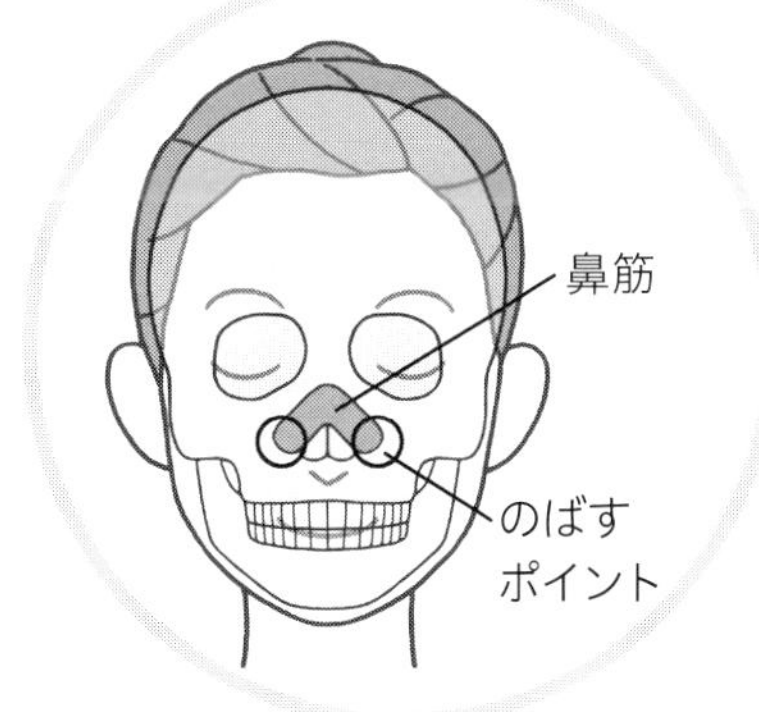

鼻の固い骨の両脇に、両手の中指の腹を密着させる。そして、鼻で大きく呼吸しながら、鼻筋の両端を軽くマッサージしてゆるめる。

ココがポイント

皮膚の表面をこするのではなく、指先を皮膚に密着させ、小鼻の上に癒着している皮膚の奥にある筋肉を骨からはがすようなイメージで行いましょう。

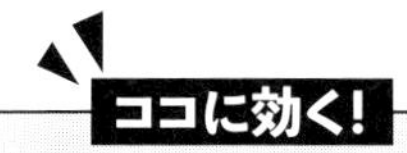

ココに効く!

鼻の通りが良くなり、呼吸しやすくなります。

ウォーミングアップ 3

耳と耳たぶひっぱりまわし

◎5回ずつ行いましょう。

耳ひっぱりまわし

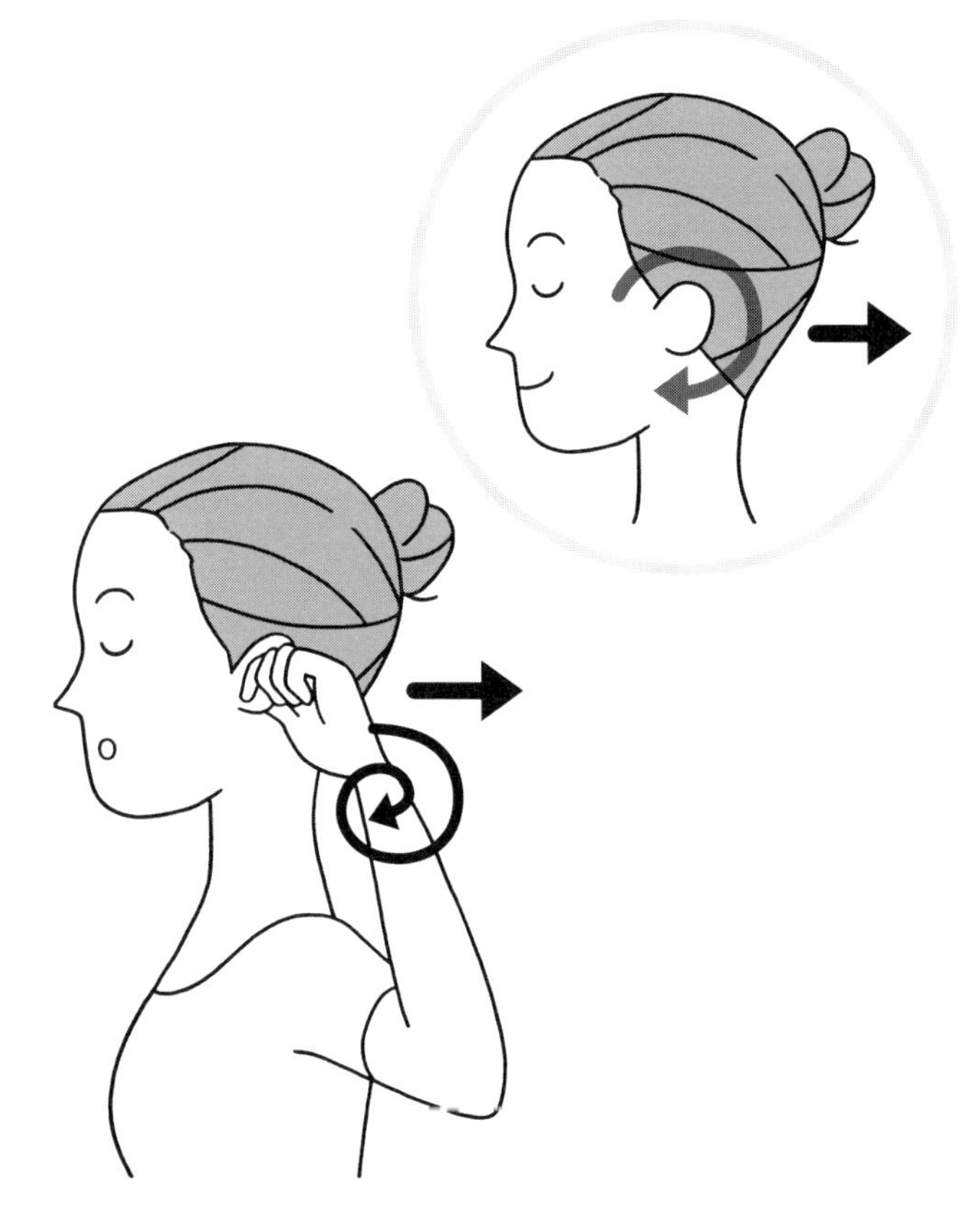

耳全体を両手でつけ根からしっかりつかみ、真後ろ方向にひっぱりながら、大きく5回まわす。口から息を「フーッ！」と大きく吐きながら行う。

耳たぶひっぱりまわし

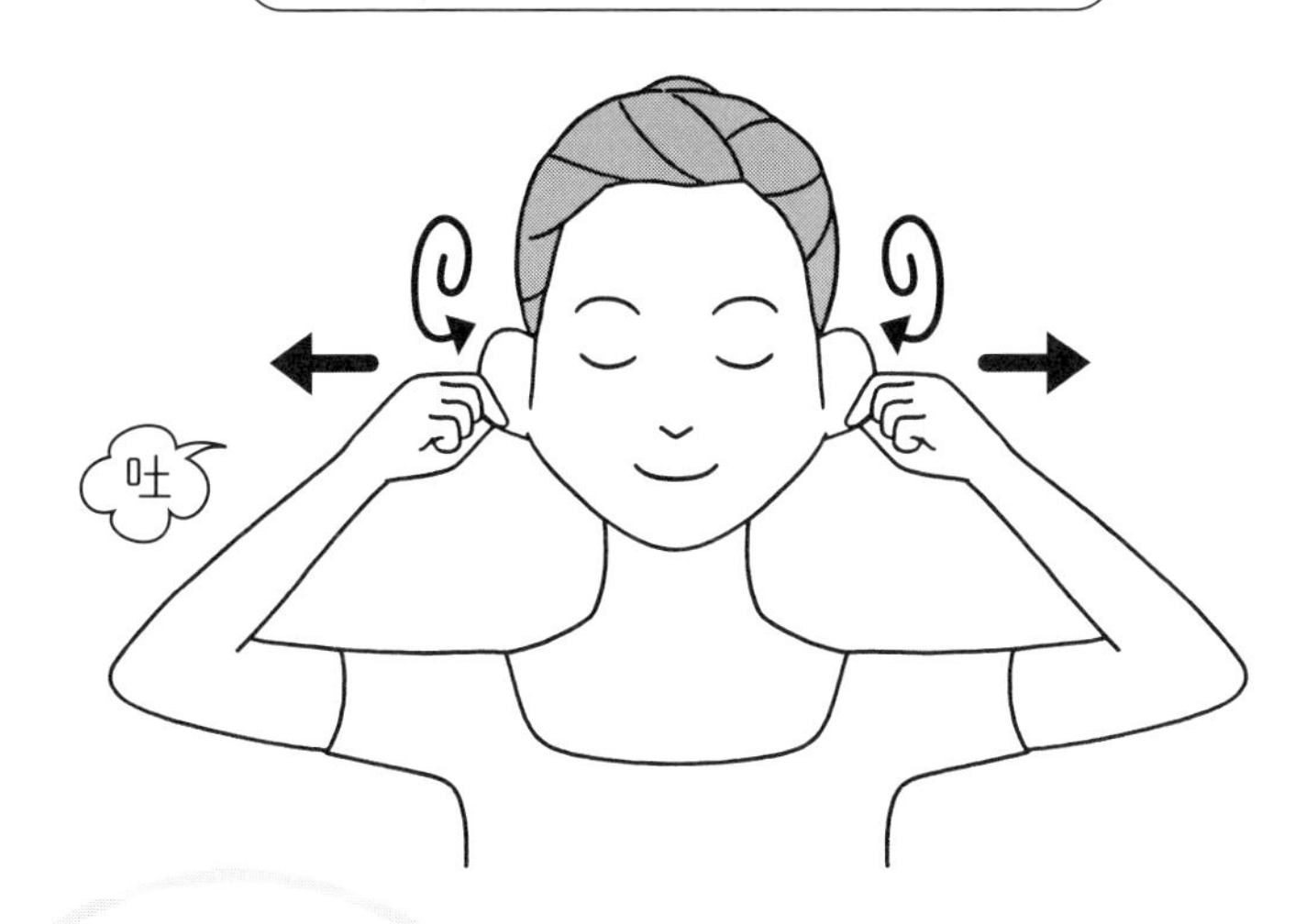

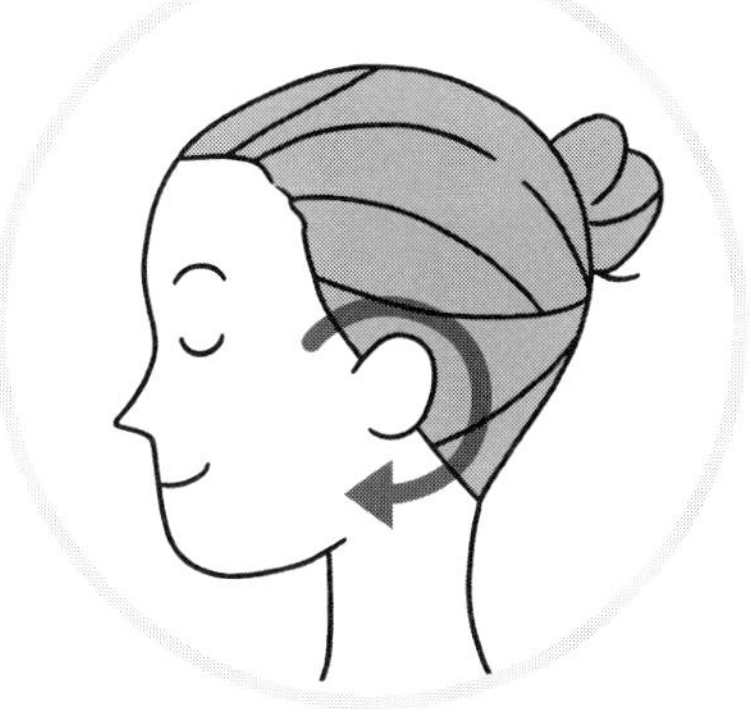

耳たぶをつまみ、顔の輪郭が変わるくらい、びよーんと外側にひっぱって伸ばす。そのまま後ろから前へと、口から息を「フーッ！」と大きく吐きながら、リズム良く5回まわす。

ココに効く！

○コロナ禍のなかでは、外出時は常にマスクを着用しているため、両耳が常にひもで前方にひっぱられ続け、気づかないうちに緊張しています。「耳ひっぱりまわし」を行うと、耳周囲の筋肉がほぐれて緊張がやわらぎます。

○耳周辺は血管やリンパ管、神経が集中している重要ポイント。ここの緊張がやわらぐと、血液やリンパ液などの巡りが良くなり、自律神経のバランスも整えられます。

頭皮セラピーで

セルフケア！

ウォーミングアップで緊張していた部分をほぐしたら、次はしっかりと頭皮をのばしましょう。5つの「基本の頭皮セラピー」を順番に行うのがおすすめです。

基本の頭皮セラピー 1

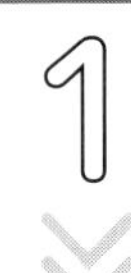

おでこタッチ呼吸 おでこのばし

おでこタッチ呼吸

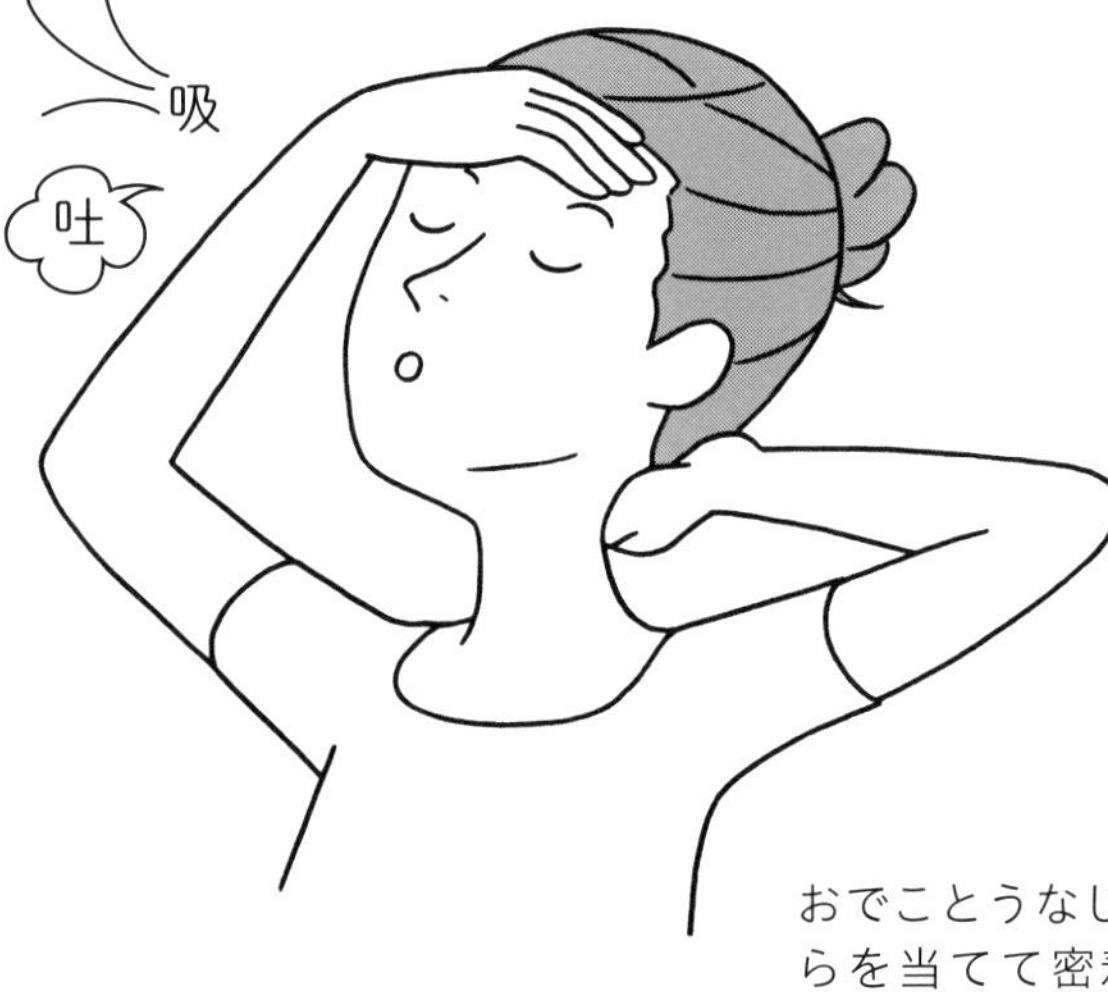

おでことうなじに手のひらを当てて密着させる。そのまま鼻からゆっくり息を吸い、次に口からゆっくり息を吐き切る。この呼吸を2回行う。

ココに効く！

前頭部は思考をつかさどる前頭前野があるところです。考えごとが多い、イライラしやすい方は、おでこもこっています。「おでこタッチ呼吸」をすると、そうした緊張をゆるめることができます。

おでこのばし

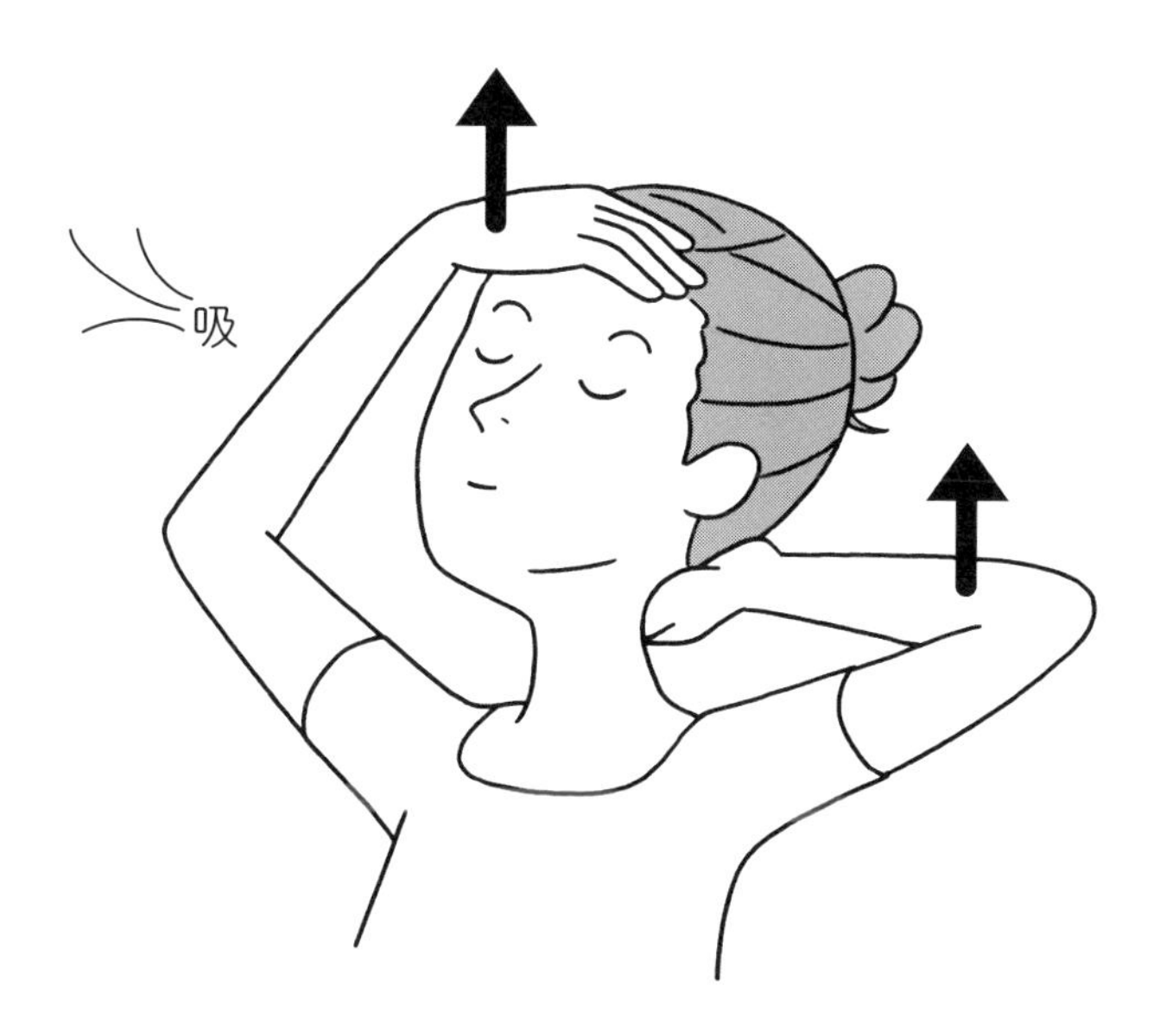

おでこタッチ呼吸を行ったら、次はおでこのばしを。おでことうなじに手のひらをしっかり密着させたまま、鼻から息をゆっくり吸いながら両手を垂直に持ち上げ、口から息をゆっくり吐きながら両手をそっと頭から離す。これを3回繰り返す。

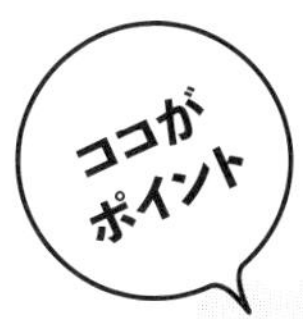

○おでこに当てた手は、眉毛やまぶたごと垂直に持ち上げるようなイメージで。ゆるめるときは、手をそっとおでこから離しながら、ゆっくり力を抜き、おでこを手で下げないようにしてください。

○持ち上げているときは、血流が滞りやすい頭頂部の帽状腱膜をたわませ、体液が流れる隙間を作るようなイメージで行いましょう。

基本の

頭皮セラピー

2

ホタテ（側頭筋）のばし

1

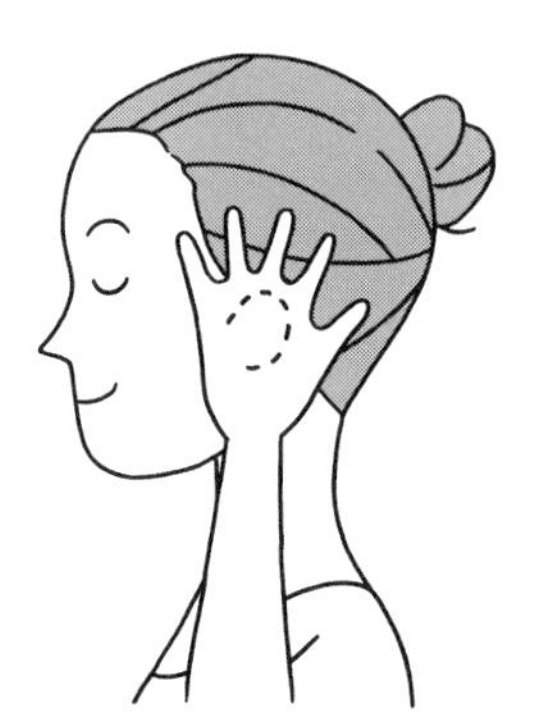

両手の指を熊手のように開く。耳が手のひらの中心にくる位置におき、指先で髪をかき分け、しっかり頭皮をとらえる。

2

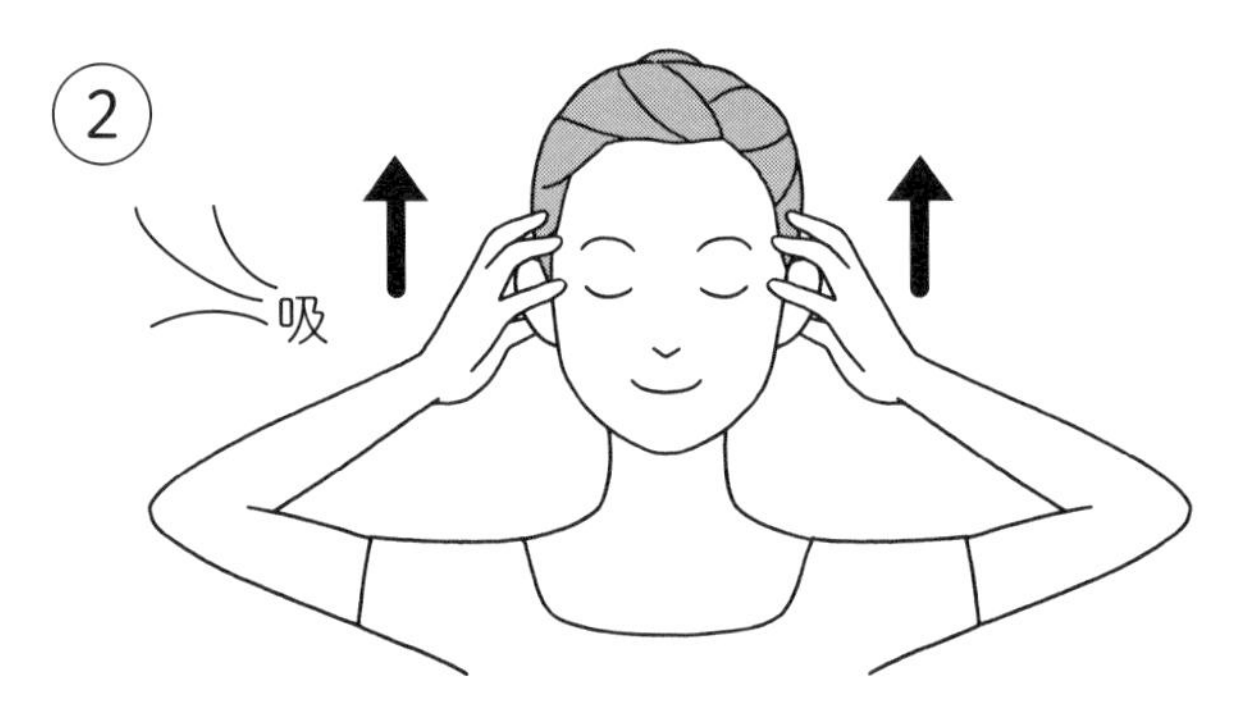

鼻から息をゆっくり吸いながら、5本の指で側頭部を垂直にスライドさせるように持ち上げる。

3

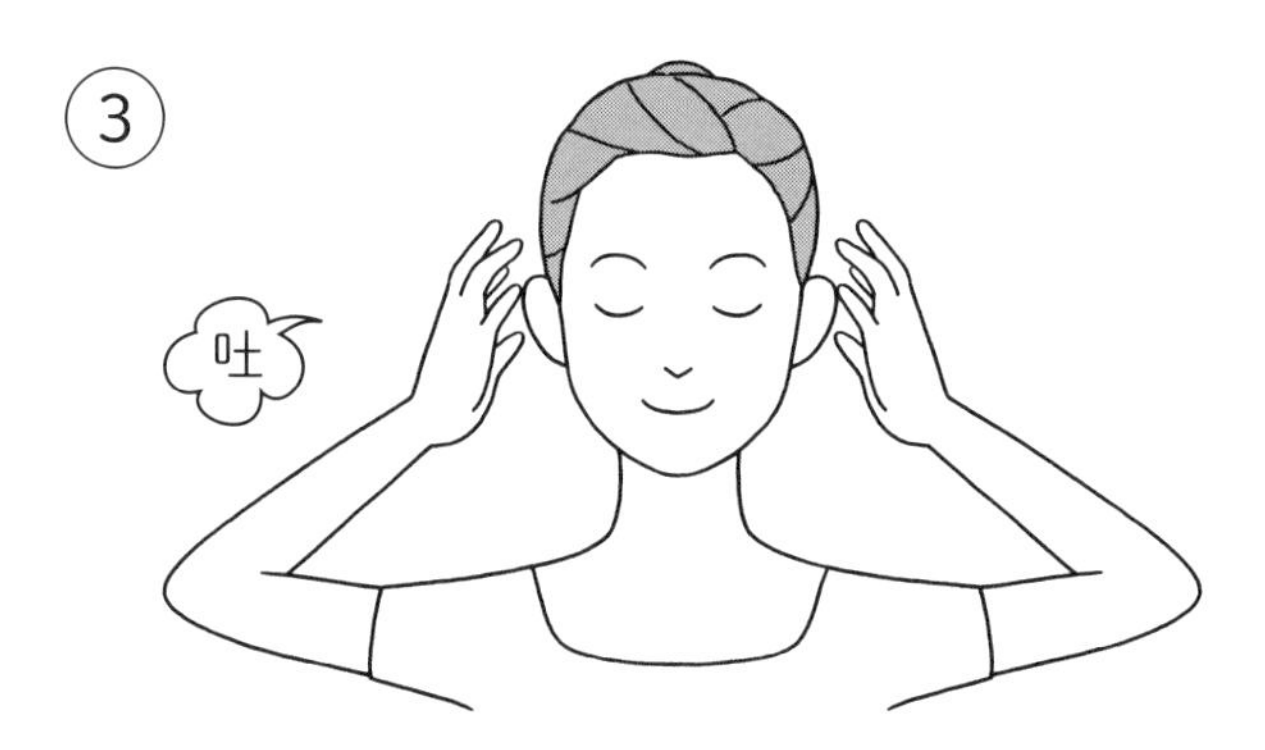

口から息をゆっくり吐きながら、指をそっと頭皮から離す。

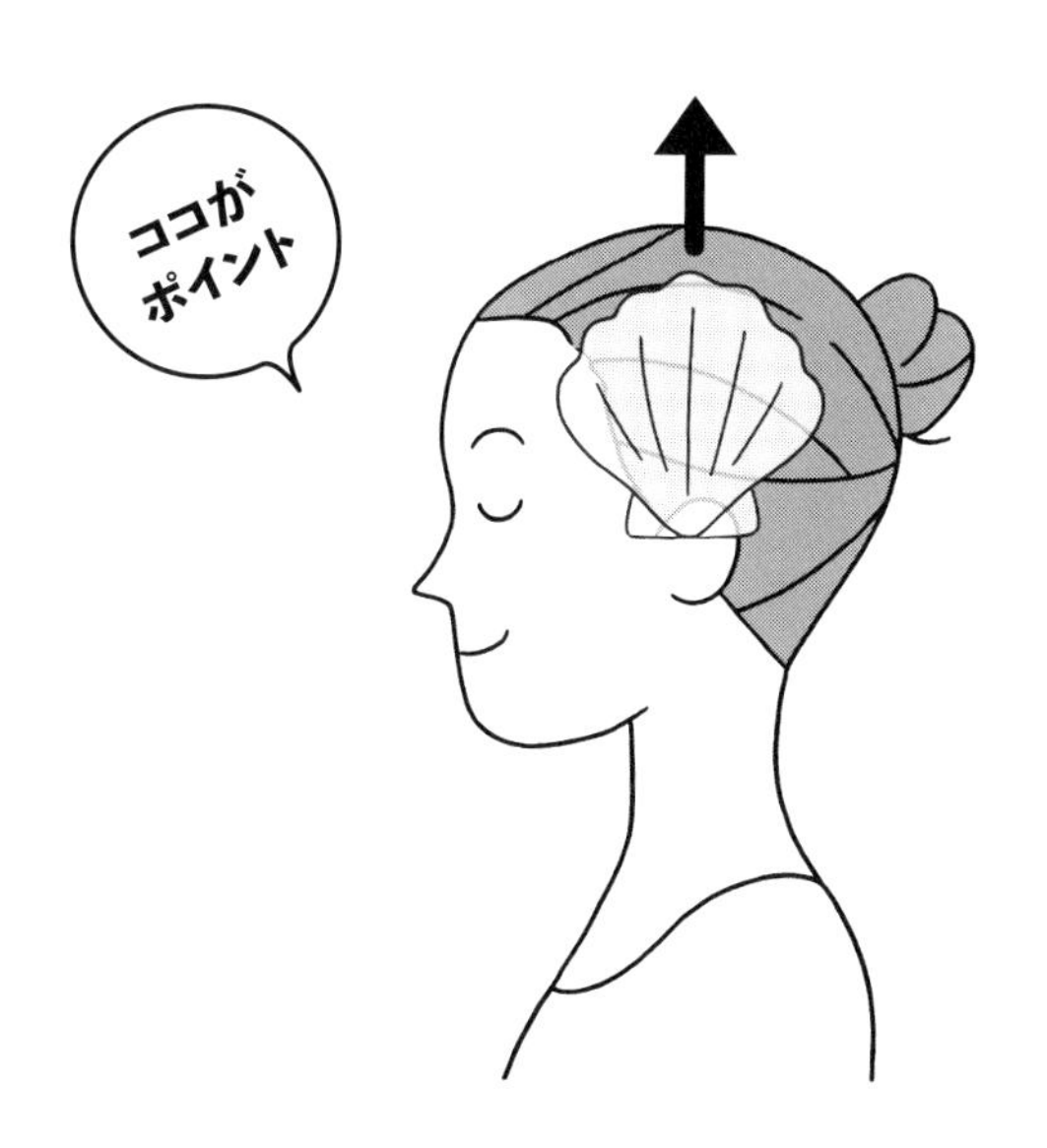

側頭筋はホタテのような形をしていて、側頭部全体と下顎骨(下あごの骨)についています。耳の上についている大きなホタテ貝をつかみ、上にスライドさせるようなイメージで行いましょう。

ココに効く!

咀嚼の回数が少なかったり、緊張して無意識のうちに歯の噛み締めが強くなっていると、側頭筋はどんどんガチガチに固くなり、血液とリンパ液の流れが滞ります。側頭筋の緊張は、筋膜でつながっている横隔膜にも影響して、首・肩のこりにつながり、さらにその影響が指先や腕全体にまで及び、ばね指や上腕骨外側上顆炎(テニス肘)などの原因になることもあります。また、ガチガチになった側頭筋は重力で下がり、ブルドッグのようなたるんだ頬の原因になります。こうした体調の予防や改善のために、側頭筋はこまめにゆるませておくことが大切です。

ホタテ(側頭筋)がガチガチで動かない人のための「プレホタテのばし」

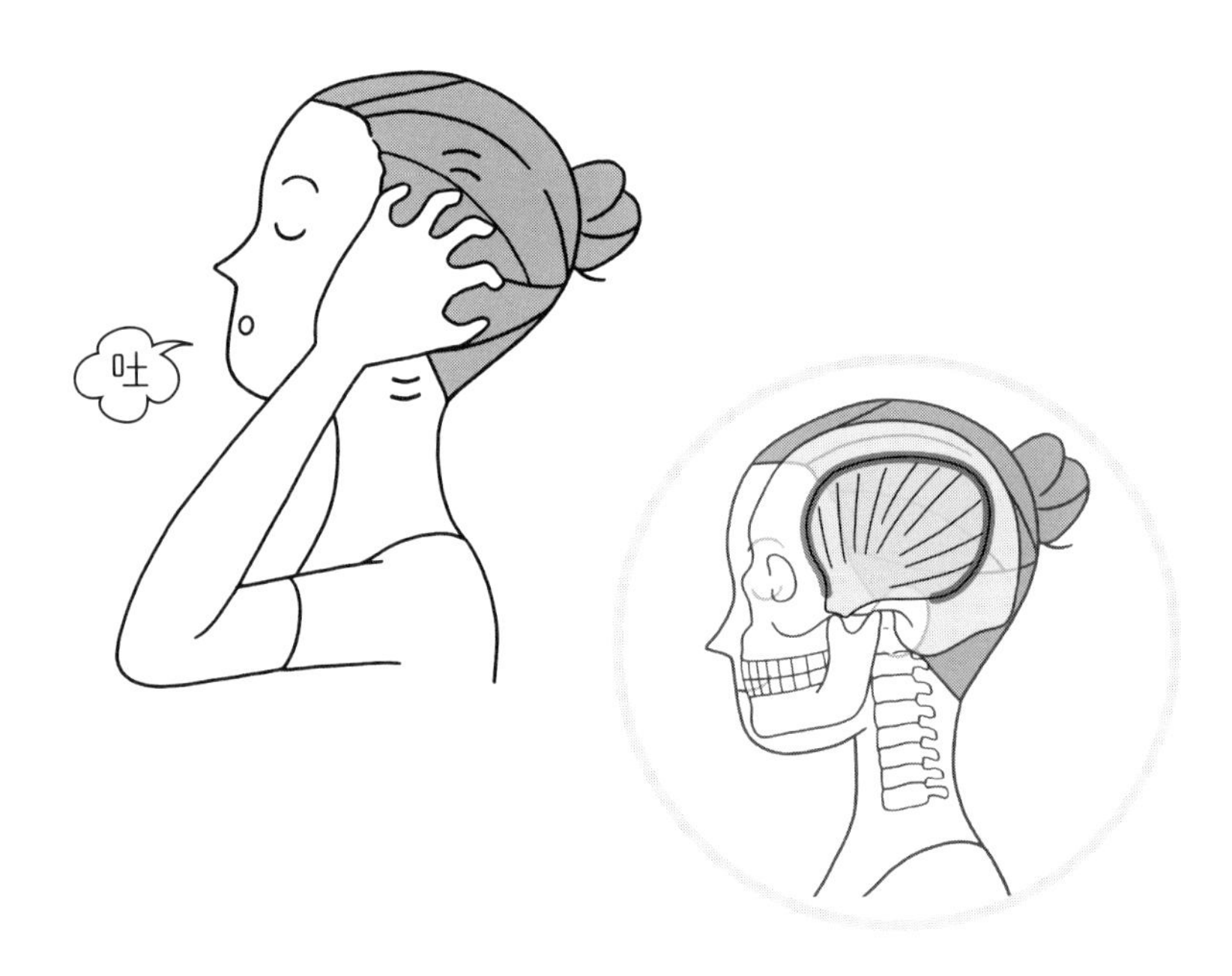

両手の指を熊手のように開く。指先で髪をかき分け、耳が手のひらの中心にくるように、しっかり頭皮をとらえる。口から息をゆっくり吐きながら、指と指の間を広げ、頭蓋骨に貼りついている側頭筋の縁の部分をはがすように、小刻みに動かす。

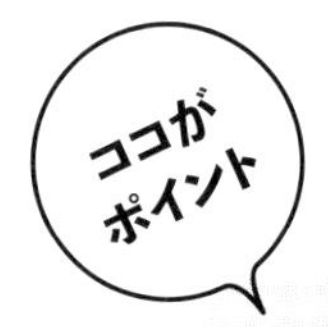

側頭筋がガチガチになっていて、ホタテのばしを試しても動かない人は、まずこの「プレホタテのばし」を行って、側頭筋の縁をゆるめるようにしましょう。

最初にこれを行うとさらに効果アップ！
「ホタテのコリほぐし」

①

あごを動かすと顎関節がカクカクするあたりに人差し指、中指、薬指を密着させ、口から息をゆっくり吐きながら、垂直に指圧し後ろから前へとくるくると指先を3回転させる。10回×3セット行う。

②

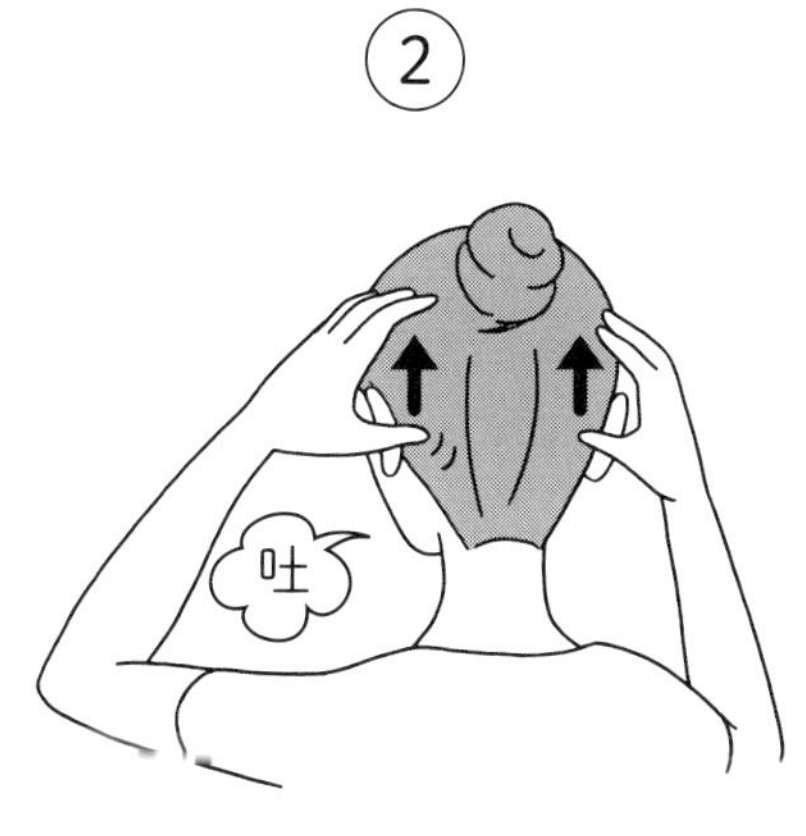

手のひらの中心に耳がくるように当てる。親指が触れる耳の後ろの骨から、骨に沿って斜め上5cmくらいのところまで、親指の腹を密着させ、骨から筋肉の癒着をはがすようなイメージでほぐしていく。深呼吸を3回しながら続ける。

ココに効く！

右図のこりポイントは側頭筋でも特にこりやすいところ。ここをゆるめることで、ガチガチになっている側頭筋がさらにほぐしやすくなります。痛過ぎるときは力をゆるめて、少しずつほぐしていきましょう。最初は飛び上がるほど痛くても、続けていると、筋膜がやわらかくなり、痛みが少なくなり気持ち良くほぐせるようになっていきます。

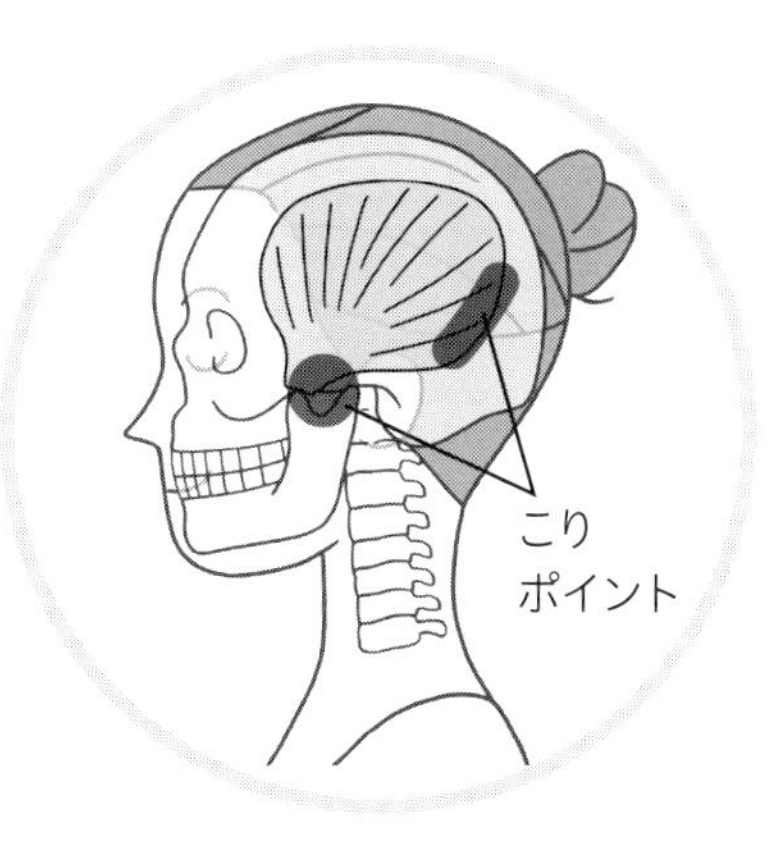

基本の

頭皮セラピー

3

後頭部のばし

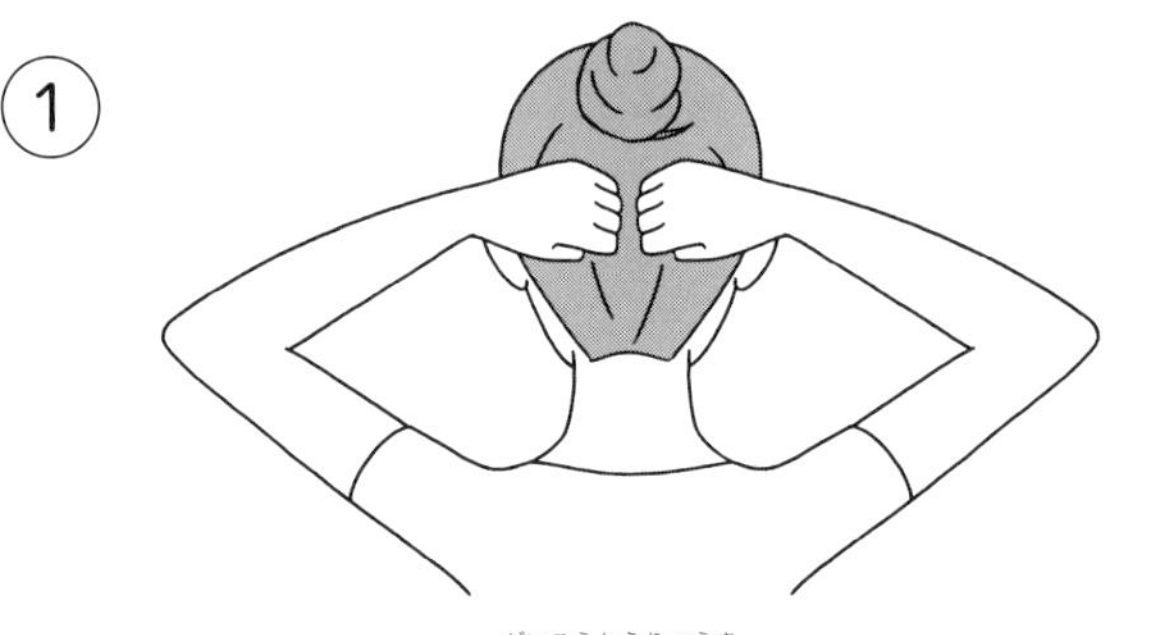

①

両手をグーの形にして、外後頭隆起（後頭部の出っぱったところ）に4本の指の第二関節を当てる。髪をかき分けて、頭皮にしっかり密着させる。

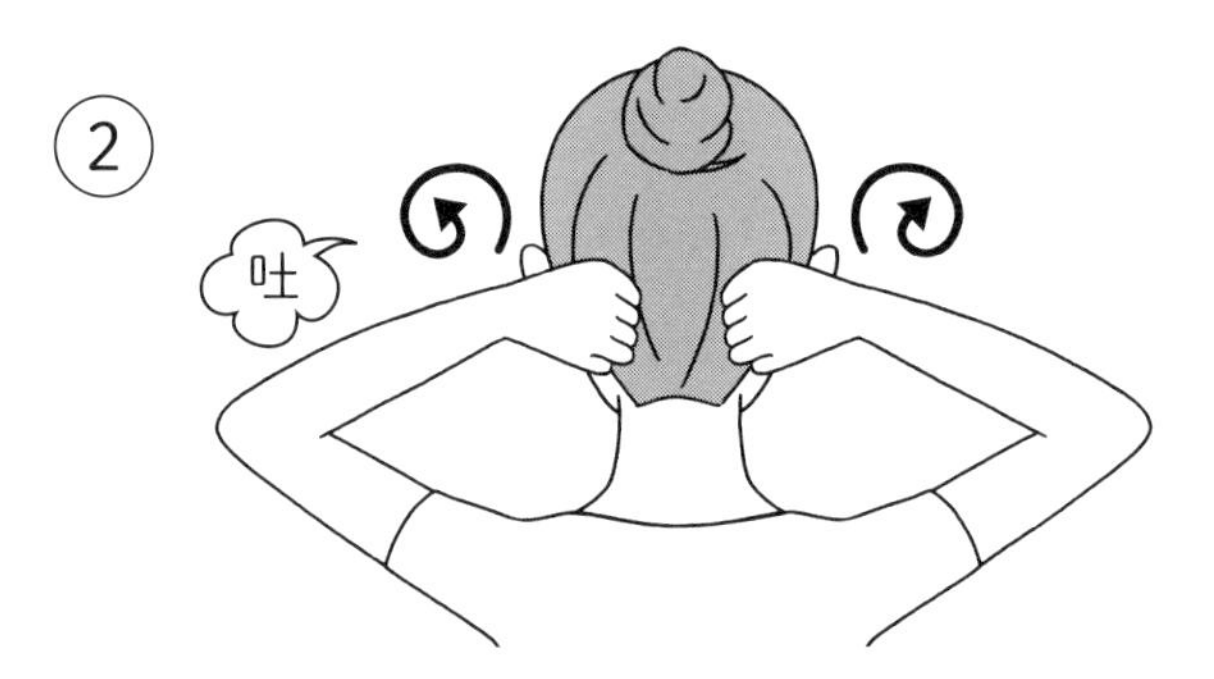

②

口から息をゆっくり吐き、外回しに小さな円を描きながら、乳様突起（耳のすぐ後ろの骨）まで位置を少しずつずらしながら後頭部の頭皮をのばしていく。頭皮表面ではなく、その奥にある、骨に癒着している筋膜をはがすつもりで行う。

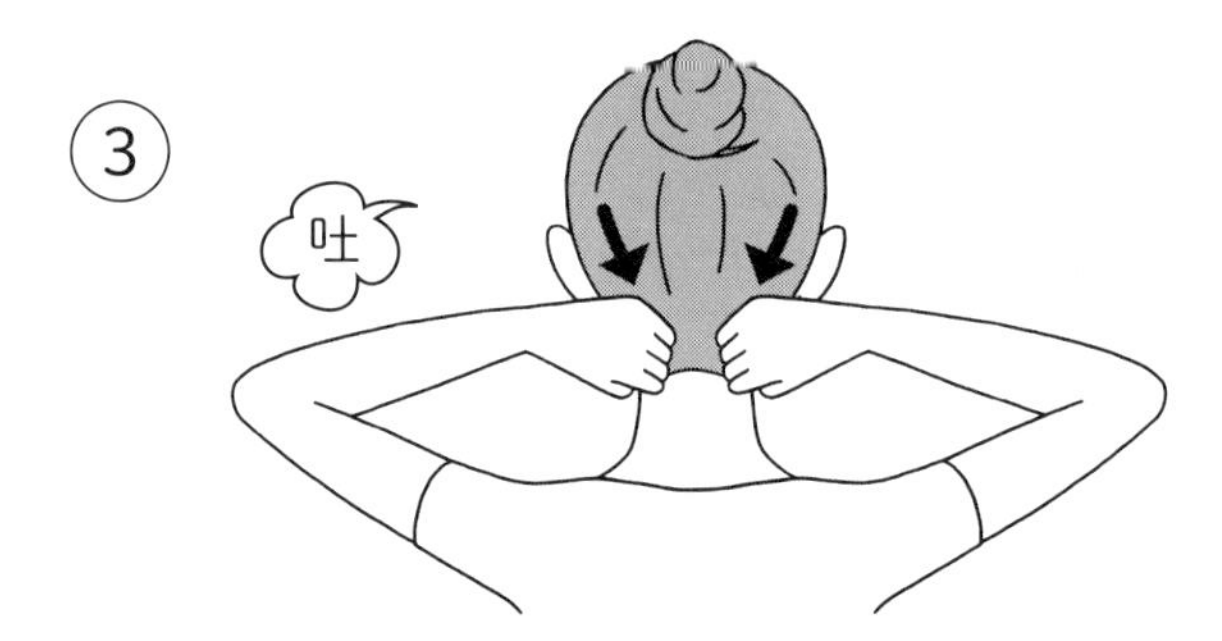

③

乳様突起までのばしたら、髪の生え際のラインを刺激しながら、うなじに向かって同じようにのばしていく。「フーッ」と口から息を吐きながら行う。

④

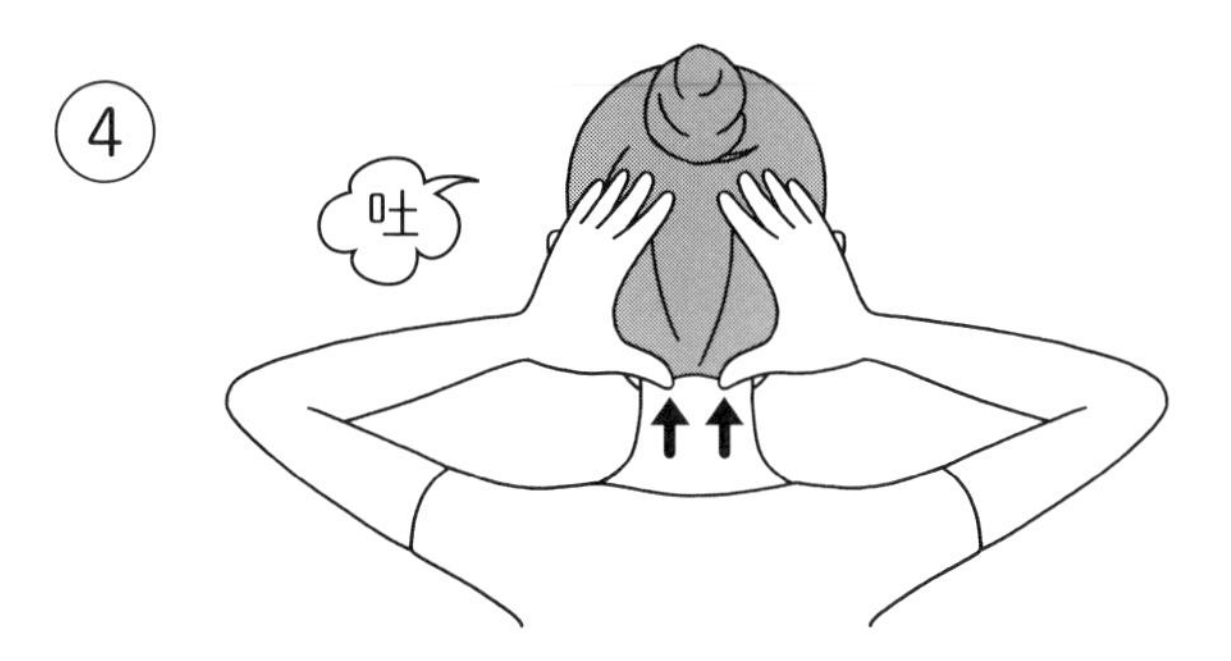

襟足の生え際部分は、両手を広げて後頭部を後ろから包み込むようにし、両方の親指で指の腹を使い、「フーッ」と口から息を吐きながらほぐす。

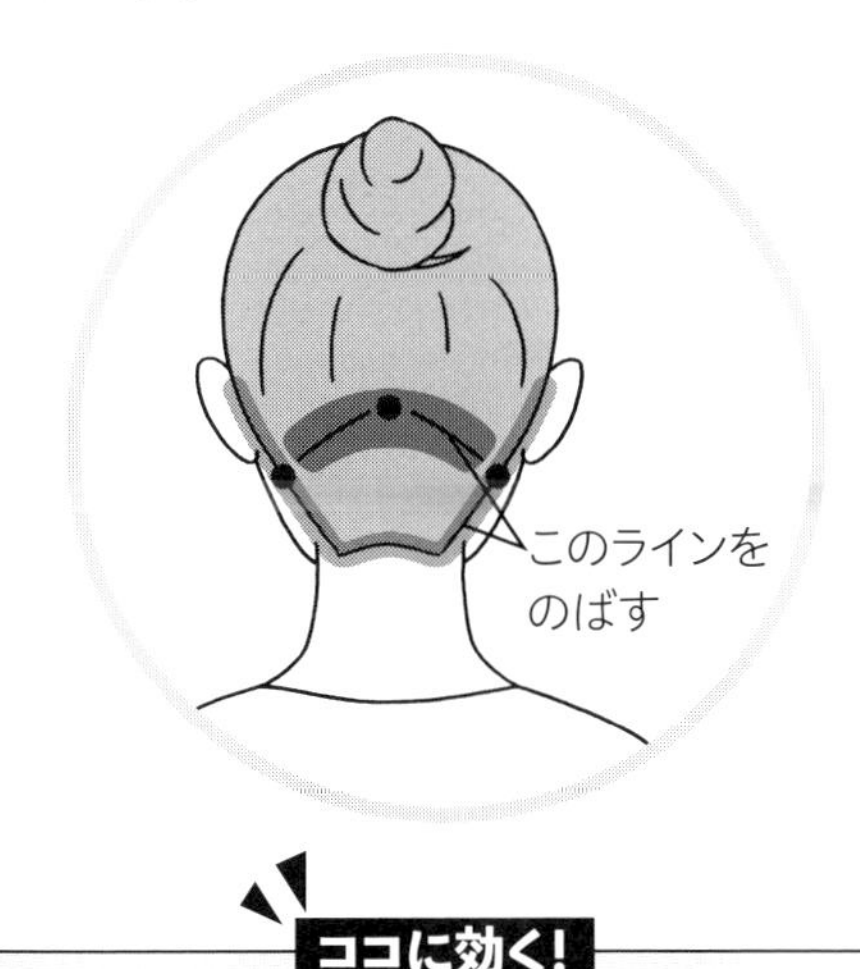

ココに効く!

○外後頭隆起(後頭部の出っぱったところ)と乳様突起(耳のすぐ後ろの骨)を結んだラインは、なだらかな山脈の尾根のようになっています。この尾根とうなじの間には頭を支えて動かしている筋肉があり、その緊張をゆるめることによって首や肩が軽くなり、脳の血流もアップします。頭痛や不眠、眼精疲労予防にも効果的です。

○うなじのラインには、風池や天柱、完骨といった、血流を良くして頭痛・目まい・不眠などに効果があるツボが密集しています。指圧して気持ちのいいところをまんべんなく押していきましょう。

基本の
頭皮セラピー
4

頭の角ゆるめ

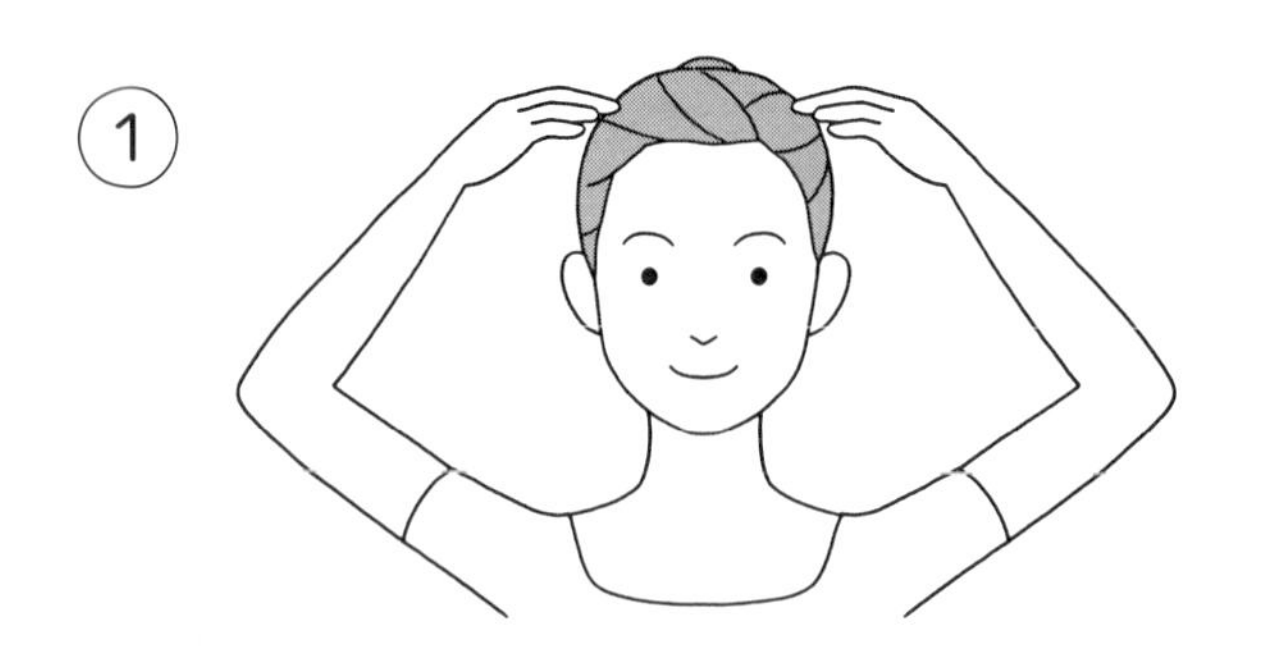

髪をかき分け、頭皮の隆起した部分に中指の腹を密着させて、ゆるめる場所を決める。

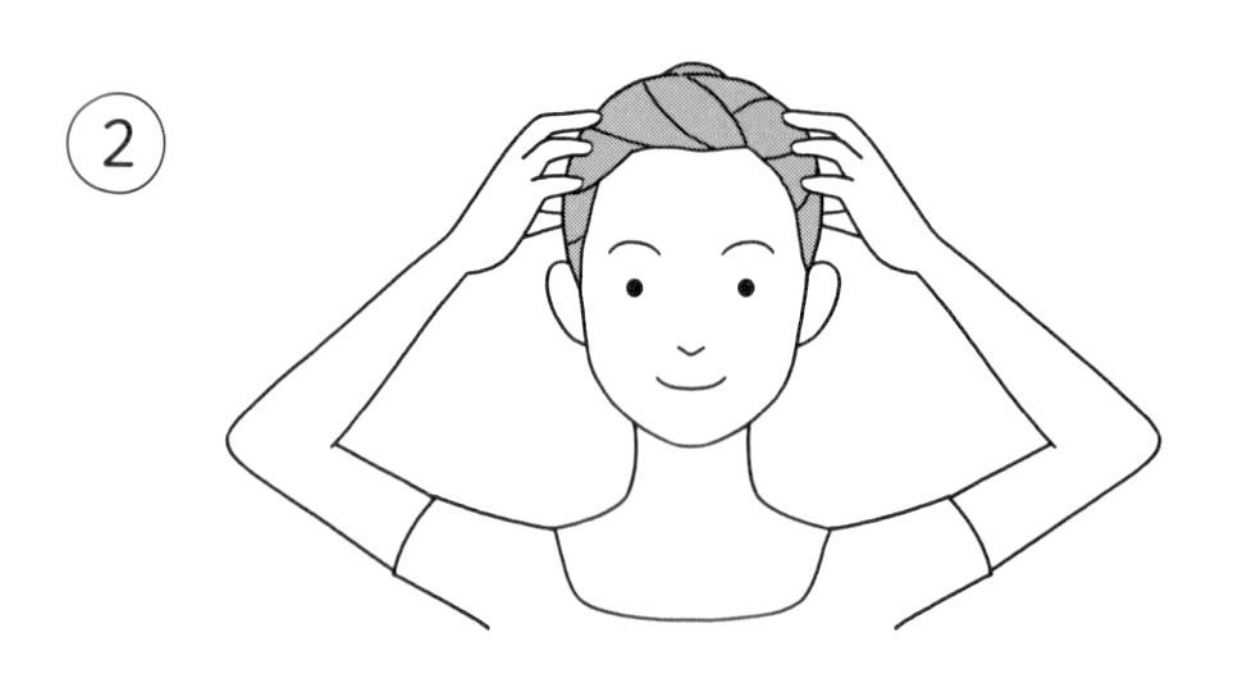

両手の指を軽く熊手のように開き、髪をかき分けて、すべての指の腹を頭皮に密着させる。

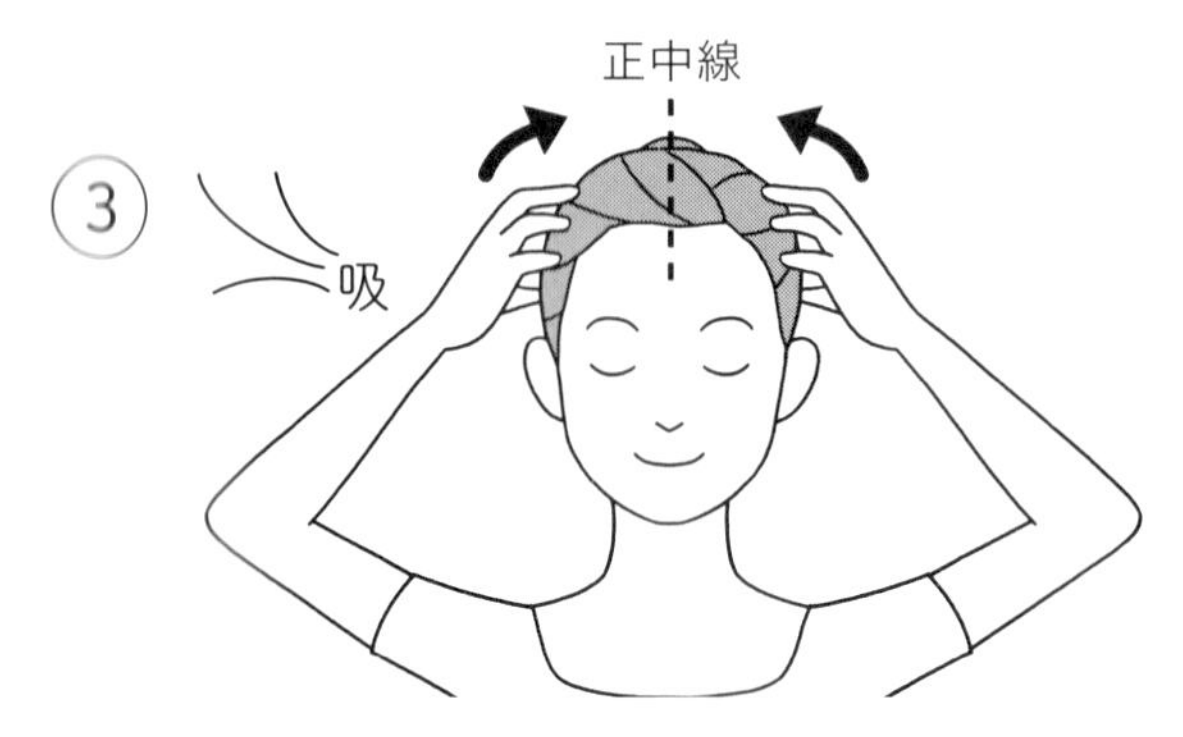

鼻から息をゆっくり吸いながら、5本の指を頭皮に密着させて、隆起した部分を頭の正中線（体の真ん中を縦に走る線）に向かって真ん中に寄せ上げる。

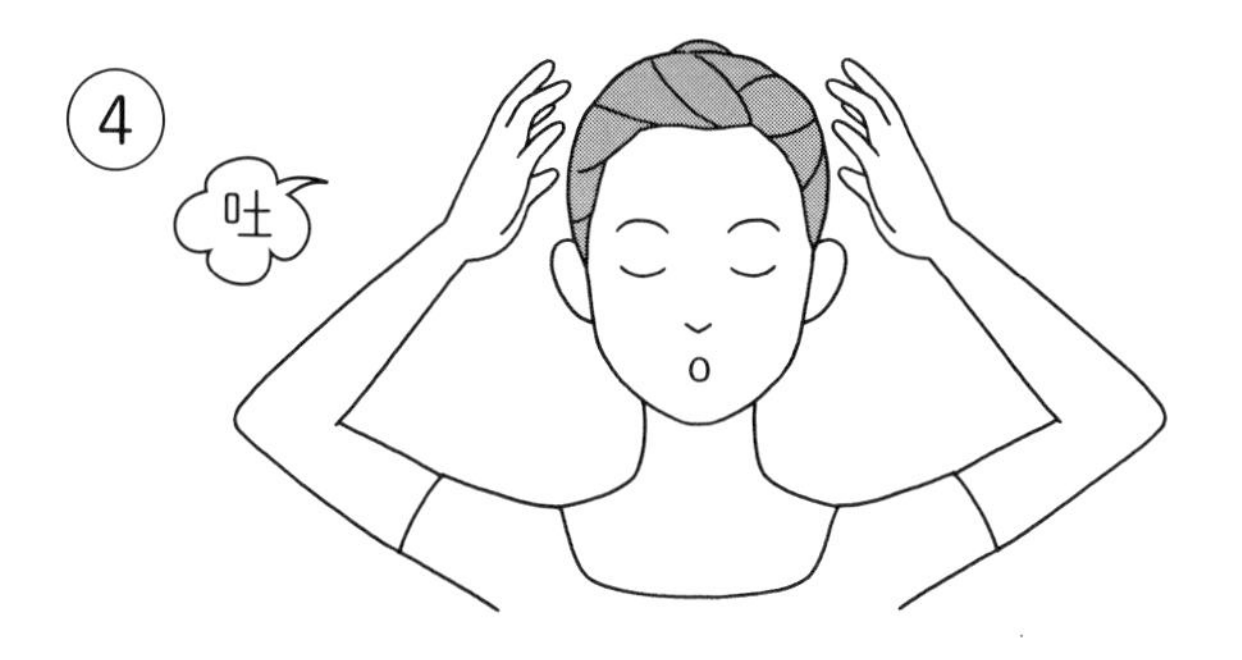

口から息をゆっくり吐きながら、指をそっと頭から離す。

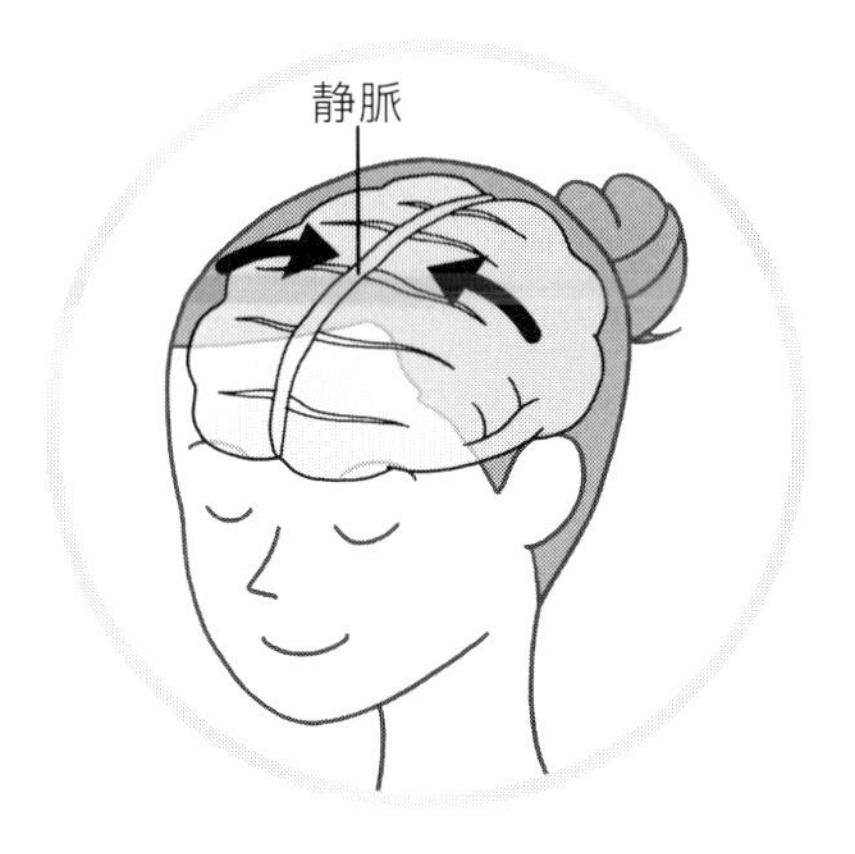

ココに効く！

頭頂部の正中線上のラインには右脳と左脳の間に太い脳静脈が走っています。このラインの頭皮に刺激を入れることにより、頭皮と脳をつなぐ導出静脈を通じてこの静脈に働きかけ、血流を改善することが期待できます。

基本の
頭皮セラピー
5

猫の首のばし

①

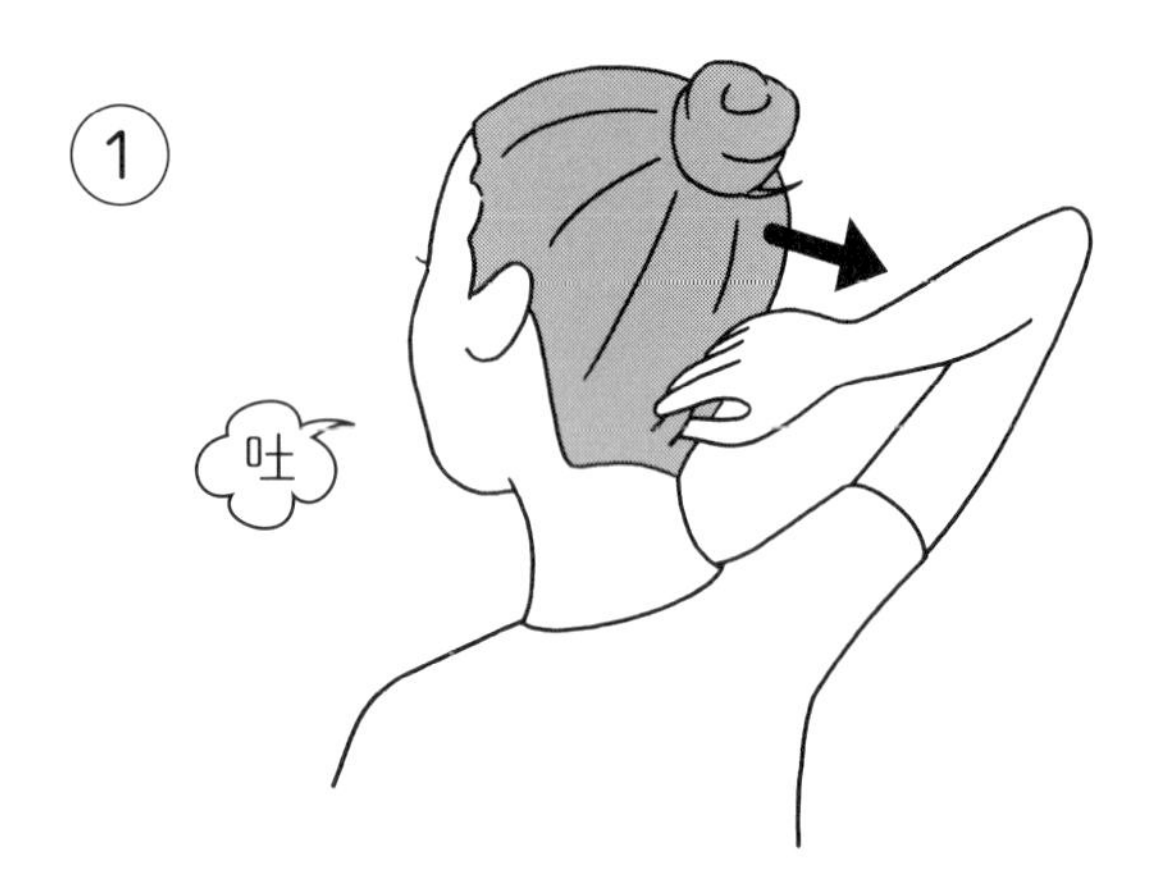

親指と人差し指、中指の3本で、外後頭隆起（後頭部の出っぱったところ）のすぐ下をつまみ、口から息をゆっくり吐きながら後方にひっぱって揺らす。つまみにくいときは、指3本を頭皮に密着させて押しほぐし、筋膜の緊張をゆるめる。

②

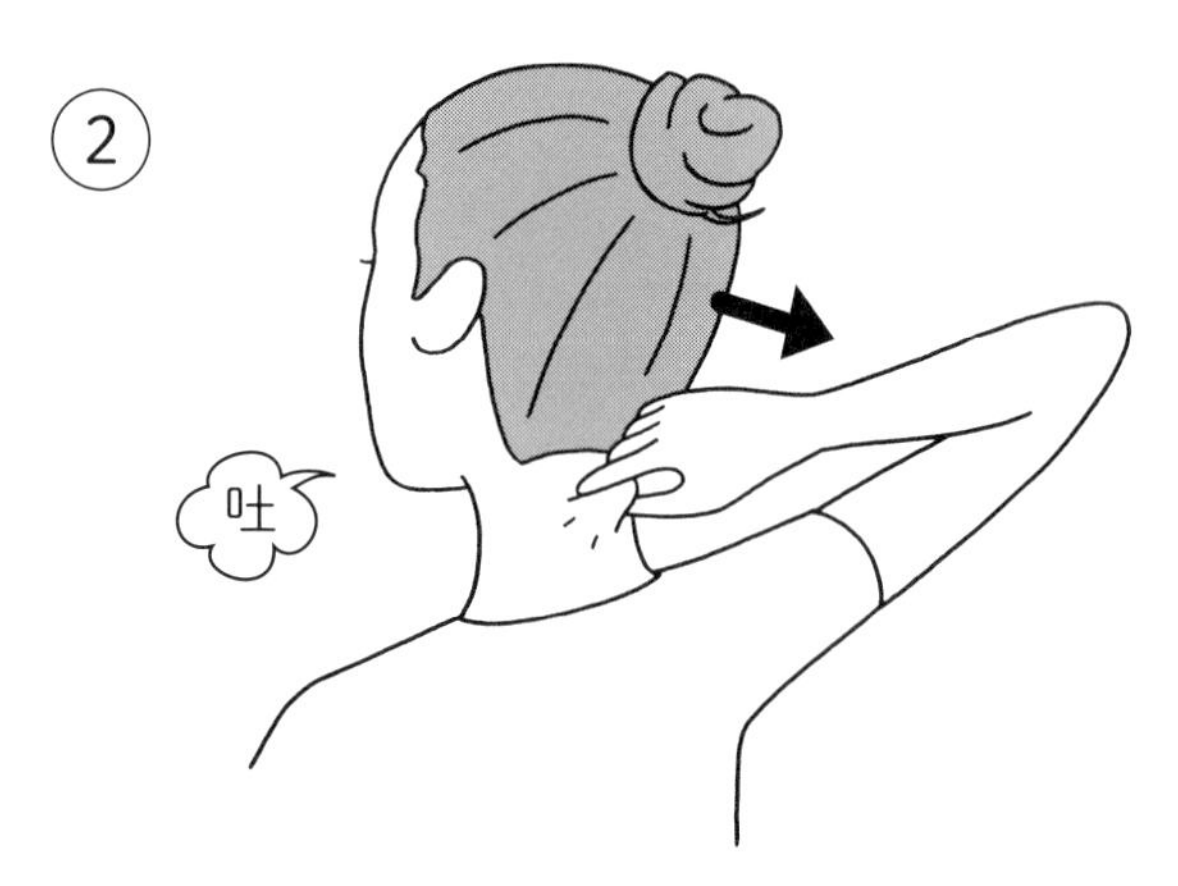

鼻から息を吸いながら指を離す。次に、やや下のほうを同じようにつまみ、口から息をゆっくり吐きながら真後ろにひっぱって揺らす。これを何度か繰り返し、下に向かって降りていく。

③

下に移動するほどつまみやすくなるので、つまむ指を増やして同じように行う。第7頸椎（けいつい）（頭を下げたときに出っぱってくる首の付け根の骨）のところまで下がったら終了。

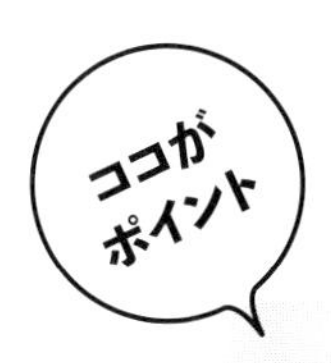

○猫のお母さんが子猫を運ぶときのように、首の後ろをやさしくひっぱり、ひっぱることでできた皮膚と骨の間のすきまに、血液やリンパ液が流れていくイメージで行うと、緊張した部分がゆるみやすくなります。

○寝る直前に布団やベッドの上で仰向けの状態で行うと、首の緊張がほぐれて血流が良くなり、リラックスして眠りやすくなります。

○最初はかなりつかみにくいので、つかみやすい場所からはじめて、徐々につかめる面積を増やしていきましょう。

首が固くてつまめない人の「プレ猫の首のばし」

【つままないでほぐす】

首が緊張している方は、はじめは固くてなかなかつかめないと思います。そうした場合は、首の表面に3本の指を密着させ、息を吐きながら左右に動かして少しずつほぐしていきましょう。

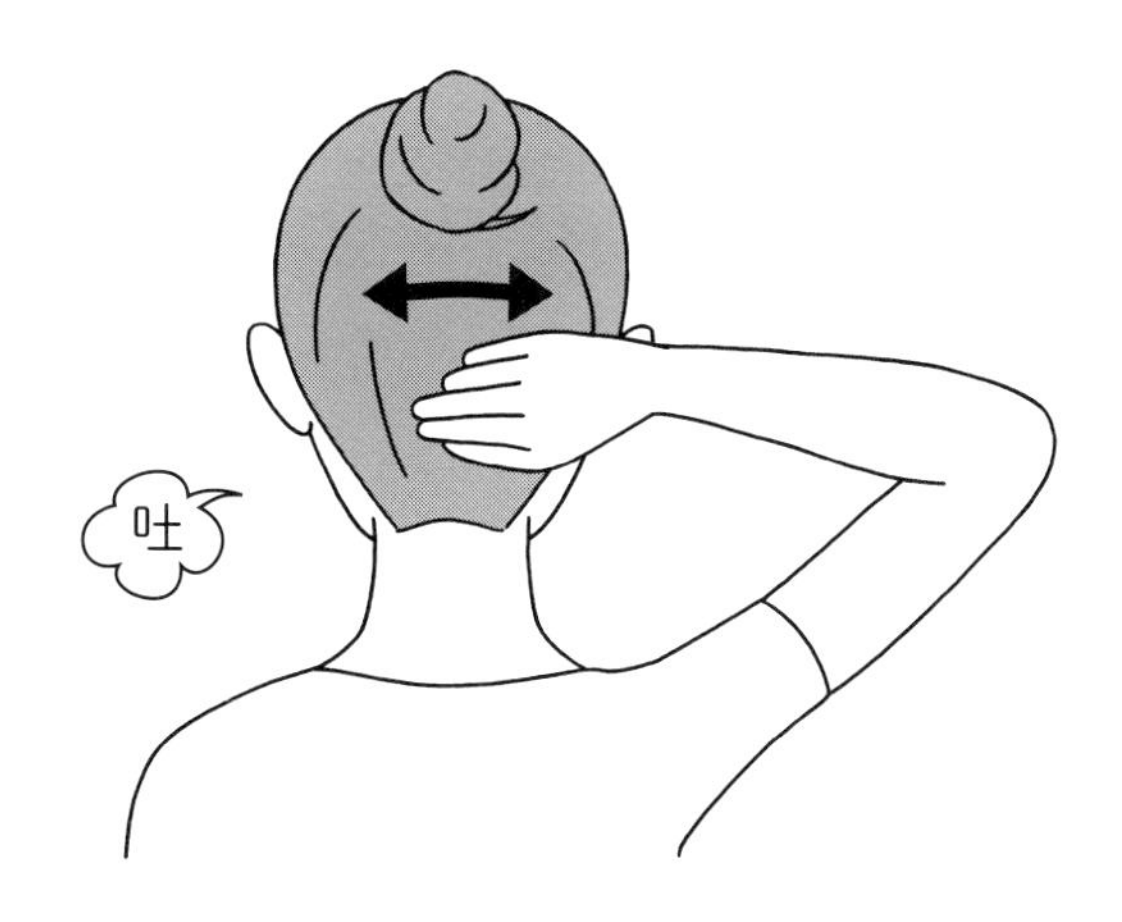

【仰向けで行う】
仰向けになって行っても良いです。体に余計な力が入らないので、つまみやすくなります。

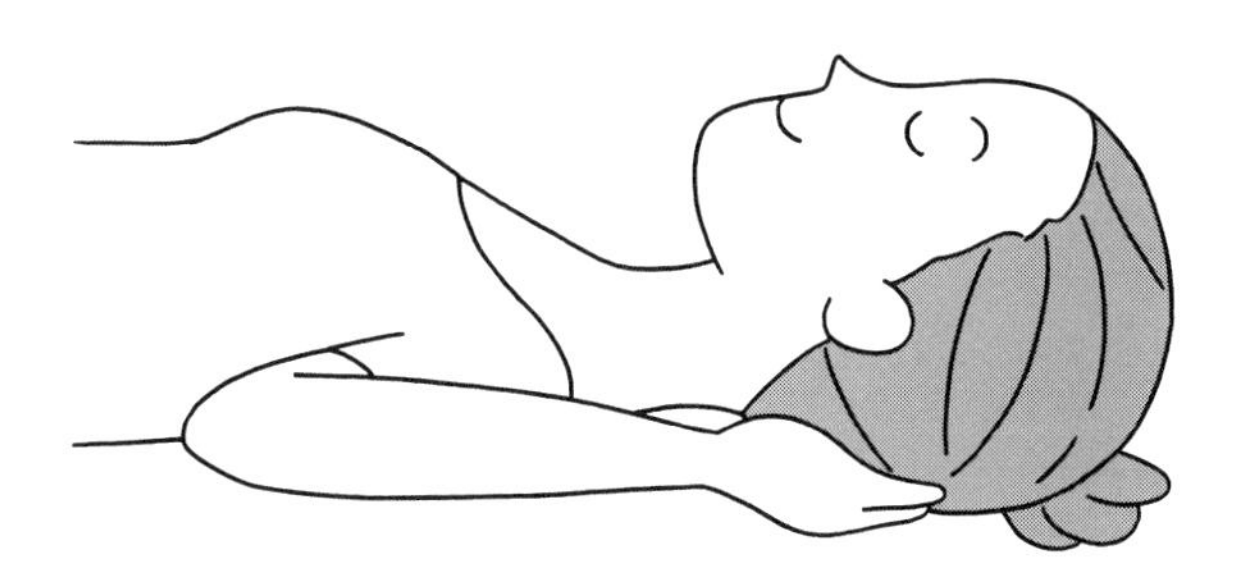

ココに効く!

後頭部から首の後ろ側には、魚の背びれのような形をした靭帯があり、首を動かす筋肉につながっています。この靭帯が固くなったまま放置していると、周囲の組織も固くなって、首がまるでひとかたまりの丸太のようになっていきます。この状態になると、常に首の動きや体液の流れが悪くなっているため、頭痛や首こり、肩こり、眼精疲労などが起こりやすくなります。ほぐして少しずつゆるめながら、本来のしなやかな首の状態に戻していけば、こうした不調が改善されていきます。

第5章

症状別
「頭皮セラピー」セルフケア

この症状には、この頭皮セラピーを

この章では頭痛や肩こりなど、具体的な症状をやわらげる効果が期待できる頭皮セラピーを紹介します。自分の症状に合ったセルフケアを行って、緊張している部分をしっかりほぐしましょう。

「頭痛」に効く頭皮セラピー

基本の 頭皮セラピー

後頭部のばし、猫の首のばし

（70・74ページ）

1 脳血流アップ押し ≫ すべての人

2 蝶形骨（ちょうけいこつ）おこし ≫ 姿勢が悪い人、目が疲れやすい人

3 頭の「頭」のばし ≫ 考えごとが多い人

4 胸鎖乳突筋（きょうさにゅうとつきん）のばし ≫ パソコン、スマホをよく使う人

7 頭頂部押し ≫ 寝ても疲れが取れない人、イライラしやすい人

「肩こり」に効く頭皮セラピー

基本の 頭皮セラピー

ホタテ（側頭筋）のばし、後頭部のばし

（66・70ページ）

1 脳血流アップ押し ≫ すべての人

4 胸鎖乳突筋のばし ≫ パソコン、スマホをよく使う人

5 目の裏のばし ≫ パソコン、スマホをよく使う人

「腰痛」に効く頭皮セラピー

基本の 頭皮セラピー

後頭部のばし、猫の首のばし

（70・74ページ）

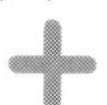

5 目の裏のばし ≫ パソコン、スマホをよく使う人

6 おでこジグザグ ≫ イライラして眠れない人、ストレスが多い人

「睡眠障害」に効く頭皮セラピー

基本の 頭皮セラピー

後頭部のばし、頭の角ゆるめ

（70・72ページ）

1 脳血流アップ押し ≫ すべての人

6 おでこジグザグ ≫ イライラして眠れない人、ストレスが多い人

7 頭頂部押し ≫ 寝ても疲れが取れない人、イライラしやすい人

「目の疲れ」に効く頭皮セラピー

基本の 頭皮セラピー

後頭部のばし、おでこタッチ呼吸＋おでこのばし

（70・64ページ）

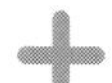

2 蝶形骨おこし ≫ 姿勢が悪い人、目が疲れやすい人

5 目の裏のばし ≫ パソコン、スマホをよく使う人

「高血圧」に効く頭皮セラピー

基本の 頭皮セラピー

おでこタッチ呼吸＋おでこのばし

（64ページ）

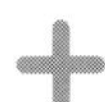

4 胸鎖乳突筋のばし ≫ パソコン、スマホをよく使う人

6 おでこジグザグ ≫ イライラして眠れない人、ストレスが多い人

7 頭頂部押し ≫ 寝ても疲れが取れない人、イライラしやすい人

「イライラ」に効く頭皮セラピー

基本の 頭皮セラピー

おでこタッチ呼吸＋おでこのばし、猫の首のばし

（64・74ページ）

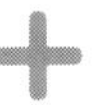

6 おでこジグザグ ≫ イライラして眠れない人、ストレスが多い

7 頭頂部押し ≫ 寝ても疲れが取れない人、イライラしやすい人

「胃腸の不調」に効く頭皮セラピー

基本の 頭皮セラピー

ホタテ(側頭筋)のばし、
おでこタッチ呼吸+おでこのばし、後頭部のばし
(66・64・70ページ)

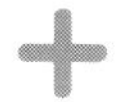

1 脳血流アップ押し » すべての人

6 おでこジグザグ » イライラして眠れない人、ストレスが多い人

7 頭頂部押し » 寝ても疲れが取れない人、イライラしやすい人

「慢性疲労・無気力・倦怠感」に効く頭皮セラピー

基本の 頭皮セラピー

後頭部のばし、猫の首のばし、頭の角ゆるめ
(70・74・72ページ)

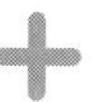

1 脳血流アップ押し » すべての人

2 蝶形骨おこし » 姿勢が悪い人、目が疲れやすい人

8 口輪筋のばし » マスク生活で無表情になっている人

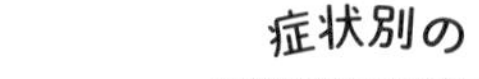

症状別の
頭皮セラピー

1 脳血流アップ押し

①

正中線にある前髪の生え際に、中指を中心に3本の指を当て、口から息をゆっくり吐きながら、頭の中心に向かって指圧する。

吐

②

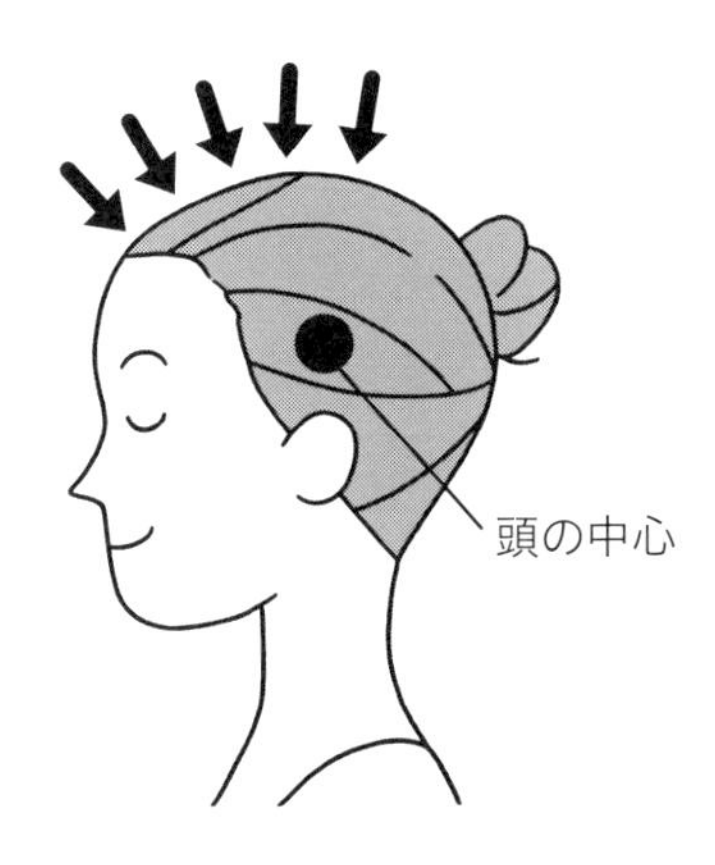

息を吐き切ったら、鼻からひと息吸いながら、正中線に沿って頭頂部に向けて2cmくらい移動し、また頭の中心に向けて口から息をゆっくり吐きながら指圧する。同様に頭頂部に向けて2cmずつ移動しながら指圧していく。

③

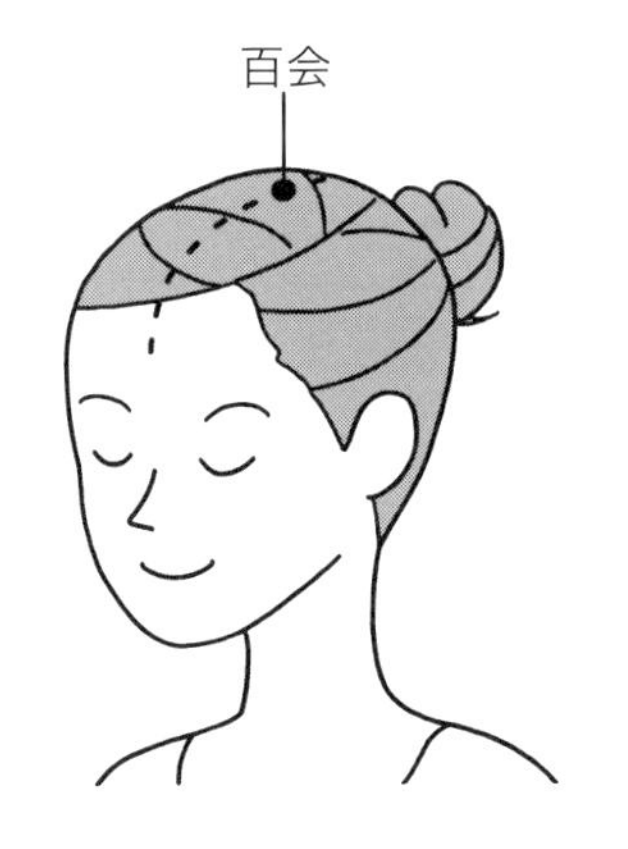

頭のてっぺんにある「百会（ひゃくえ）」というツボに到達したら、頭の生え際に戻り、再び同じように指圧を行う。もう一度、百会に到達したら終了。

症状別の
頭皮セラピー
2
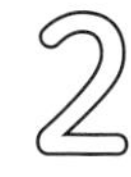

蝶形骨（ちょうけいこつ）おこし

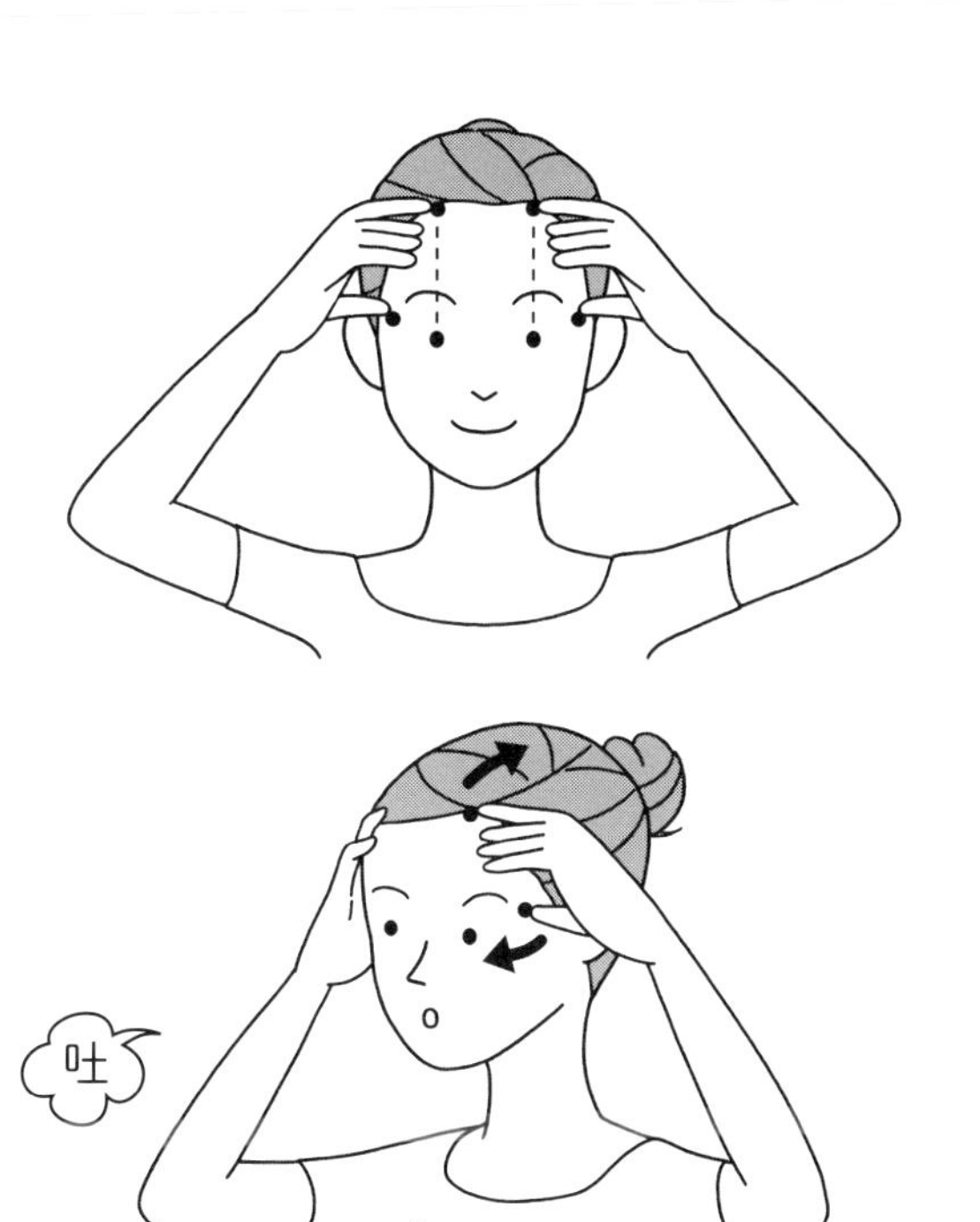

左右のこめかみに親指、黒目から垂直に上げた生え際に人差し指を当てて、残りの指はおでこに当てる。口から息をゆっくり吐きながら指圧。親指は手前に向けて、残りの指は後ろに向けて押し出すようにする。

ココに効く！

○蝶形骨は多くの頭蓋骨と接しており、成長ホルモンや副腎皮質ホルモンなどのさまざまなホルモンを分泌している脳下垂体が中心に収まっています。多くの骨とつながっているため影響を受けやすく、位置がずれると頭痛の原因となったり、自律神経のバランスが崩れやすくなったりするといわれています。この蝶形骨おこしは、蝶形骨の傾きを整えることによって、自律神経のバランスを整えるセルフケアです。目の疲れにもよく効き、視界が明るくなるという効果も得ることができます。

○人差し指で指圧するところは、「頭維（ずい）」という頭痛のツボでもあります。

症状別の
頭皮セラピー
3

頭の「頭」のばし

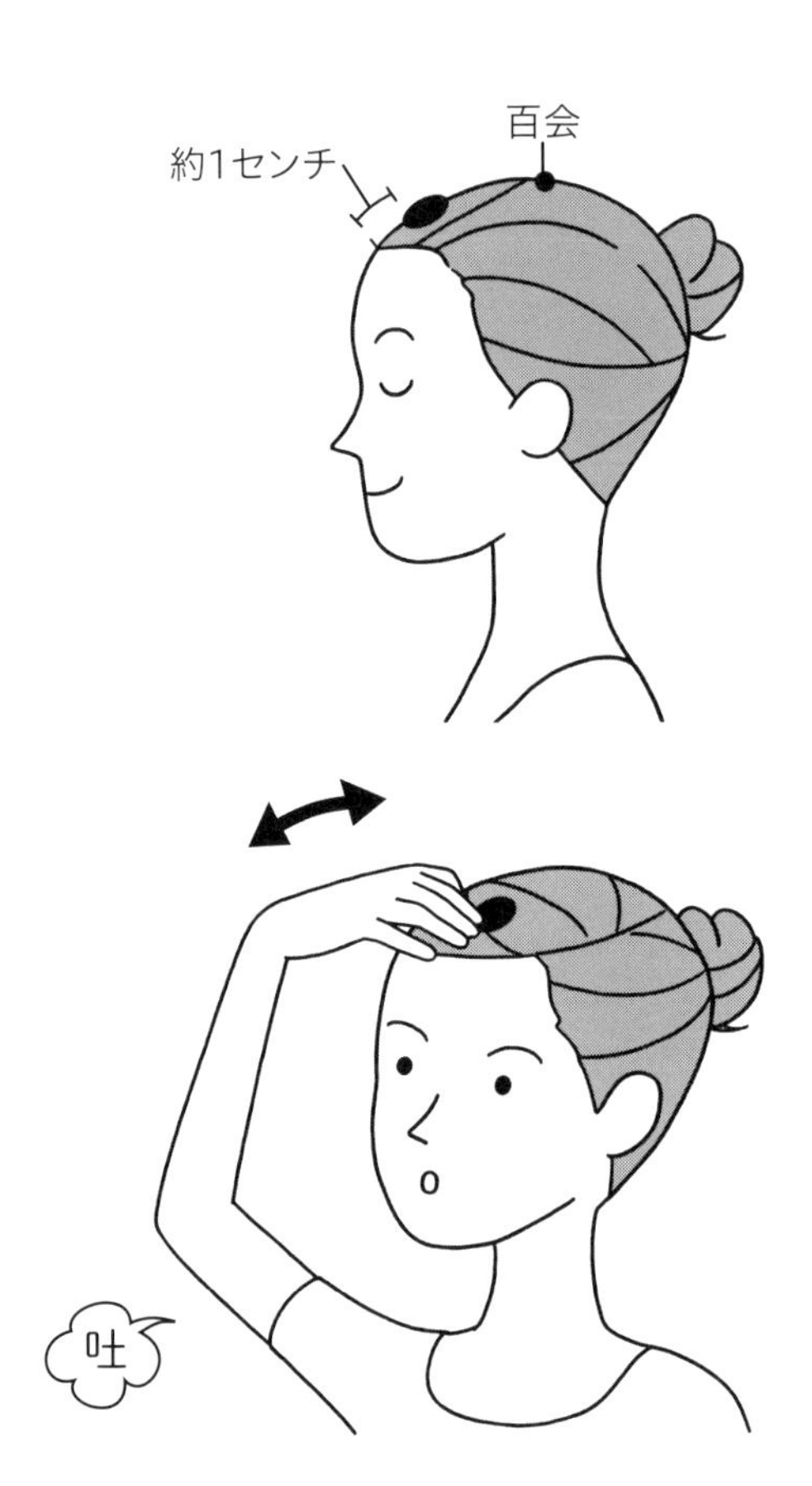

片手の5本の指をすぼめて、頭の中心の生え際から１センチほど上に密着させ、口からゆっくり息を吐きながら、ここを押したりほぐしたりする。

ココに効く！

頭には体の縮小版のような部分がある、という考え方が鍼(はり)治療にあります。この「小さな体」は実際の体と連動しており、その頭にあたるところに鍼を打つと、頭に関連する体調に効果があると考えられています。このセルフケアでは、「小さな体」の頭にあたるところをのばして血流を改善し、頭の使い過ぎからくる脳疲労や頭痛などをやわらげます。実際に、頭を使い過ぎているときにここを押すと、固くなっていたり痛みを感じたりすることが多いものです。

症状別の
頭皮セラピー

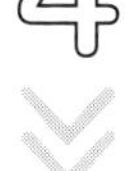

4 胸鎖乳突筋（きょうさにゅうとつきん）のばし

①

頭を左に傾けて、やや上を向き、左耳のつけ根あたりに浮き出た筋肉を右手でつかむ。

②

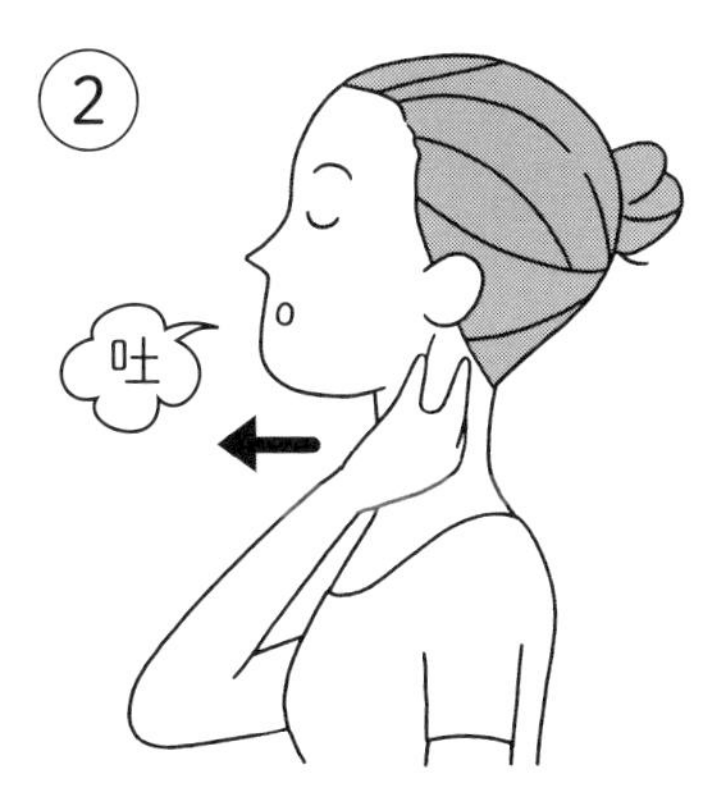

口から息をゆっくり吐きながら、つかんだ手を前にひっぱり、浮き出た筋肉をのばす。首の骨と筋肉の間に体液が流れる隙間を作るイメージを持ちながらこれを2回行う。
2回行ったら、筋肉に沿ってつかむ位置をやや下げ、同じように2回行う。こうして下がっていき、鎖骨に届いたら終了。右側も同様に行う。

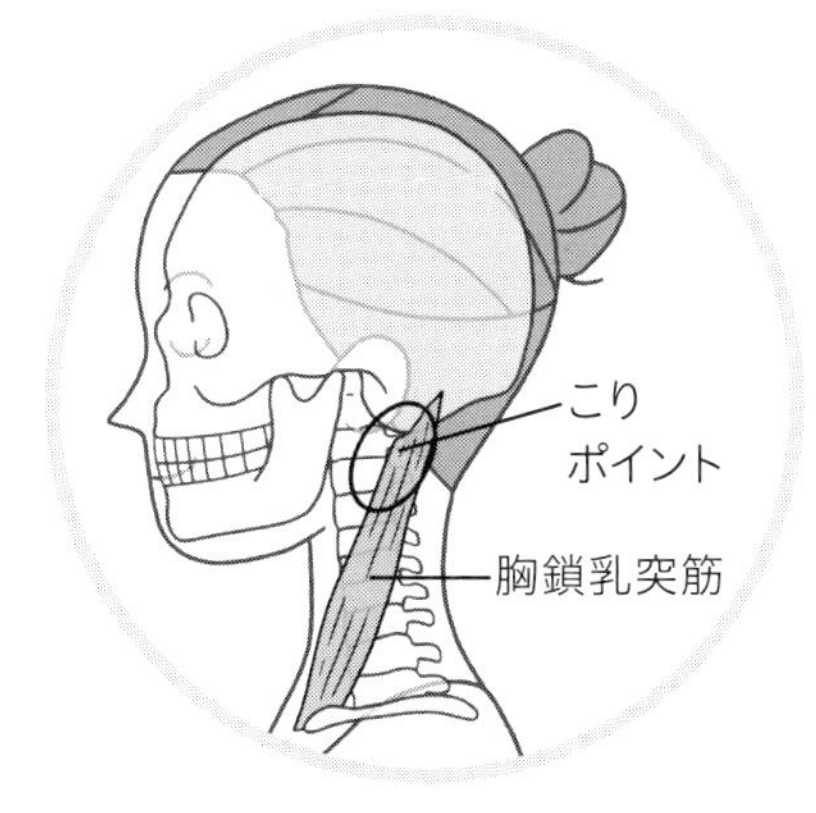

ココがポイント

耳のつけ根をつかむと、痛みを感じることもあります。そうした場合は力を弱めて、少しずつのばすようにしましょう。最初は痛くてつかめなくても、徐々につかめるようになっていきます。

目の裏のばし

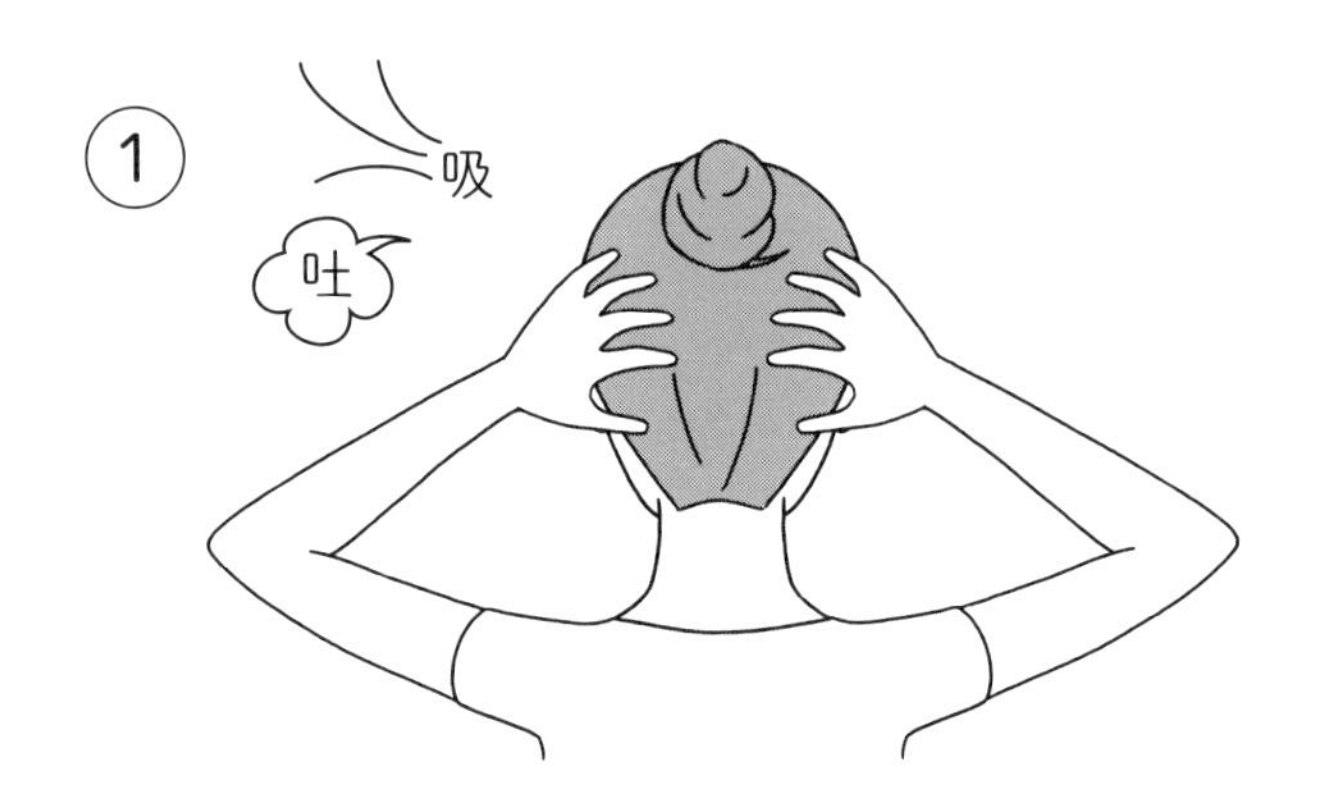

両手の指を熊手のように開いて後頭部に当て、呼吸をゆっくりと3回行う間、頭皮に指先を密着させてほぐし続ける。少しずつ位置を変えながら、後頭部全体をほぐしていく。

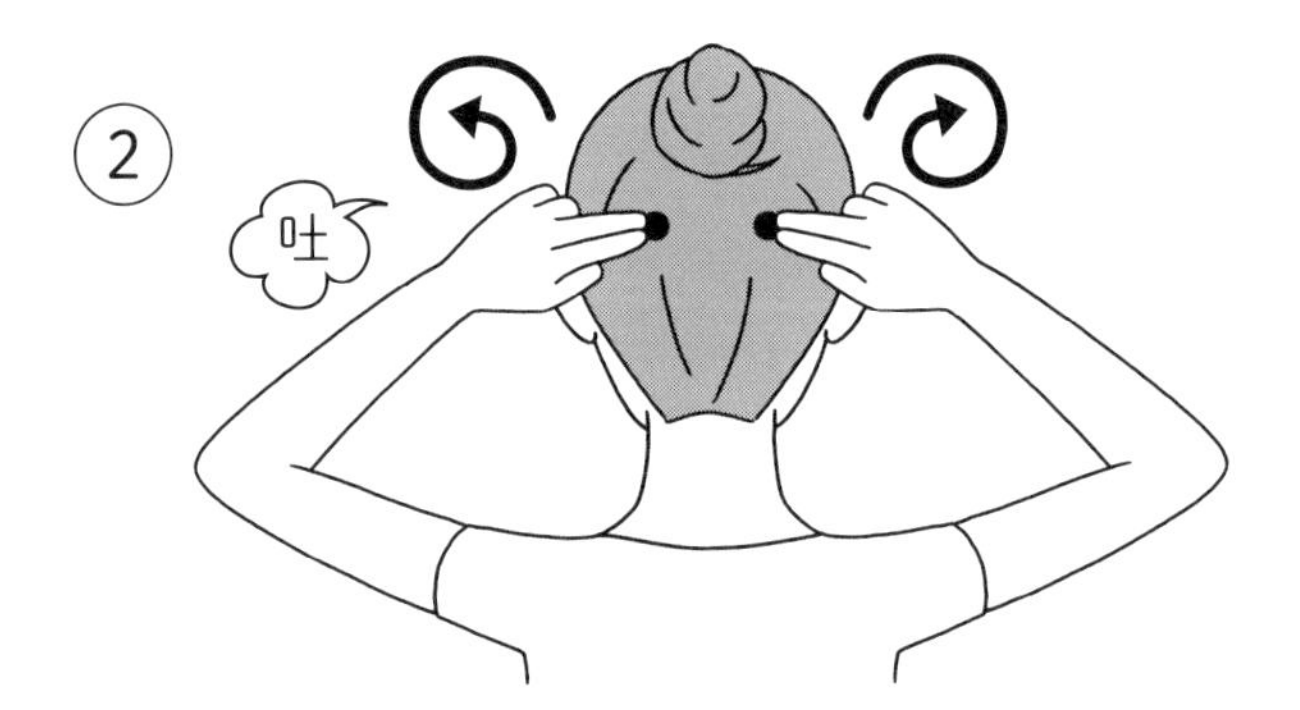

後頭部の目の真裏にあたるところに、人差し指と中指をそろえて当て、口から息をゆっくり吐きながら、外側に向かって小さな円を描くように押しほぐす。

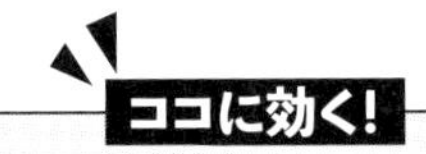

後頭部の目の真裏にあたるところをゆるめると、目を動かす筋肉や視神経の緊張がほぐれて血流が良くなるため、疲れ目だけでなく、体をリラックスさせる効果もあります。髪の毛をこすらないように、しっかり指先を頭皮に密着させて行いましょう。

症状別の

頭皮セラピー

おでこジグザグ

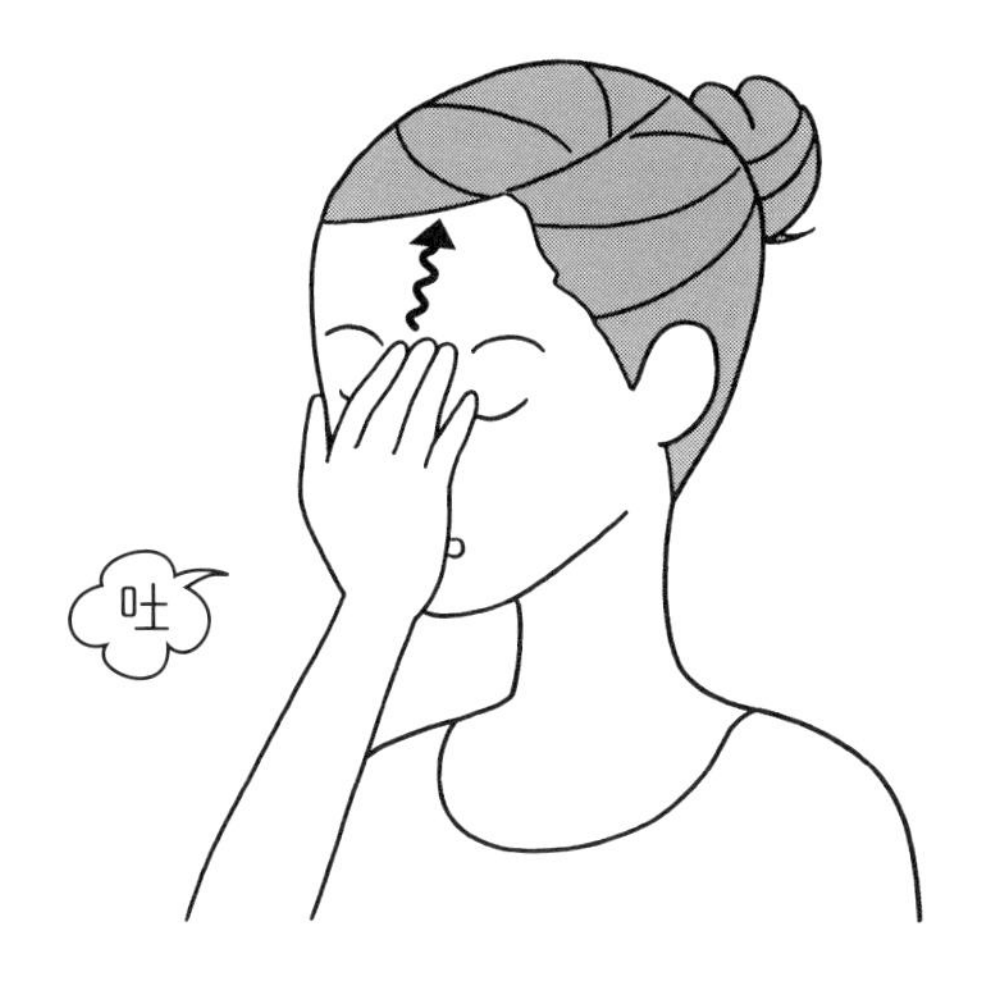

中指を中心に3本の指の腹を眉間に密着させる。口から息をゆっくり吐きながら、おでこを軽く押してジグザグに上へと動かし、生え際までほぐしていく。3回行う。

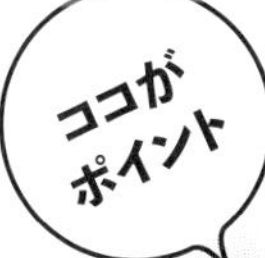

○皮膚をこするのではなく、その奥にある筋肉をおでこの骨からはがすようなイメージで行います。

○ひと呼吸で生え際までいけない場合は、ふた呼吸で行ってもかまいません。

ココに効く!

○パソコン作業などを根を詰めて行っている場合や、考えごとが多くなっているときに行うと有効です。頭を使うときには、おでこも緊張することが多いので、仕事の合間にゆるめてあげましょう。

○お腹の緊張もゆるみます。加えて、眉間はストレスに効く「印堂(いんどう)」というツボにあたります。ストレスを強く感じたときにも行うといいでしょう。

症状別の

頭皮セラピー

7

頭頂部押し

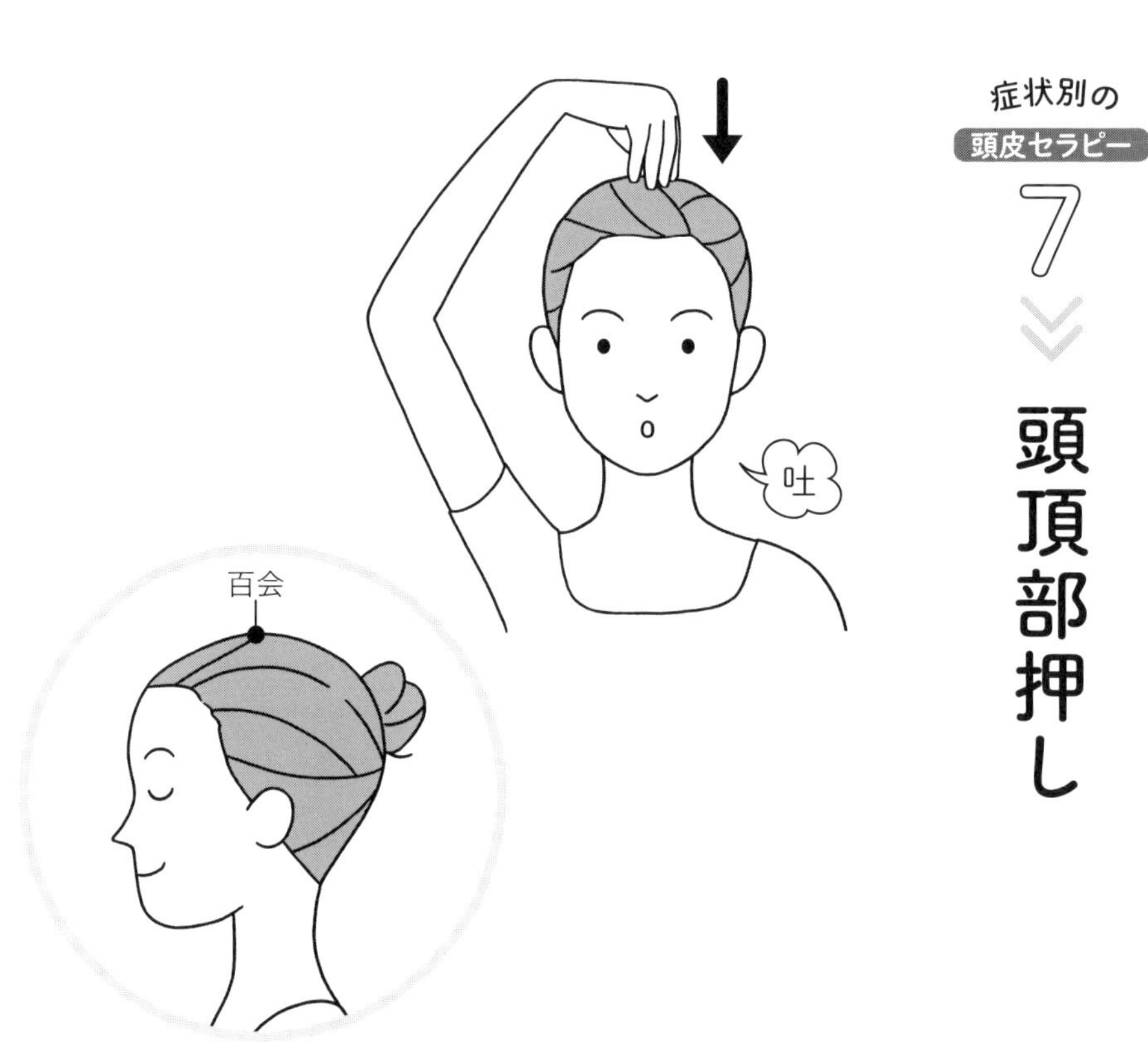

片手の５本の指をそろえて、頭のてっぺんにあるツボ「百会」に当てる。口から息をゆっくり吐きながら、垂直に10秒くらい押す。

ココに効く！

○東洋医学では、百会にはさまざまな経絡が通っており、全身を活性化させるツボとされています。ここを刺激することによって、「氣・血・水」の巡りが良くなり、心身の不調をやわらげる効果を得られます。

○この位置には導出静脈があるので、刺激することで脳の血流を改善する効果も期待できます。

症状別の
頭皮セラピー

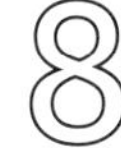

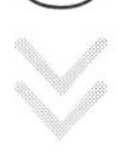

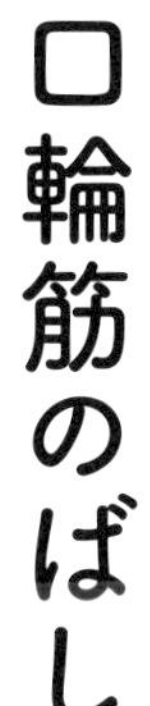

口輪筋のばし

①

両手の中指を小鼻と頬骨の間に密着させる。鼻から息をゆっくり吐きながら、10秒間、垂直に押し上げ続ける。

②

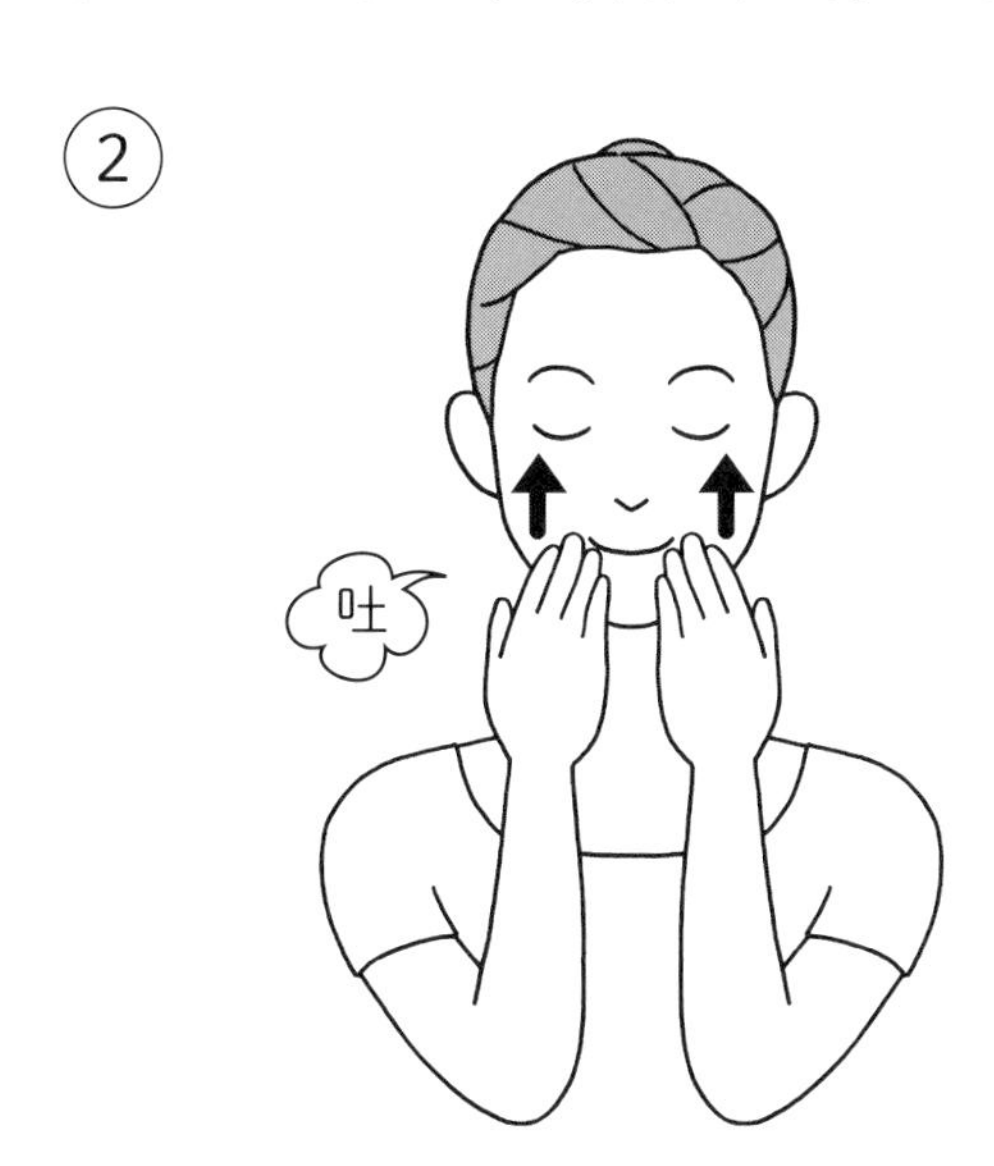

口角に中指を移動させ、指先を密着させる。鼻から息をゆっくり吐きながら、10秒間、口角を押し上げ続ける。

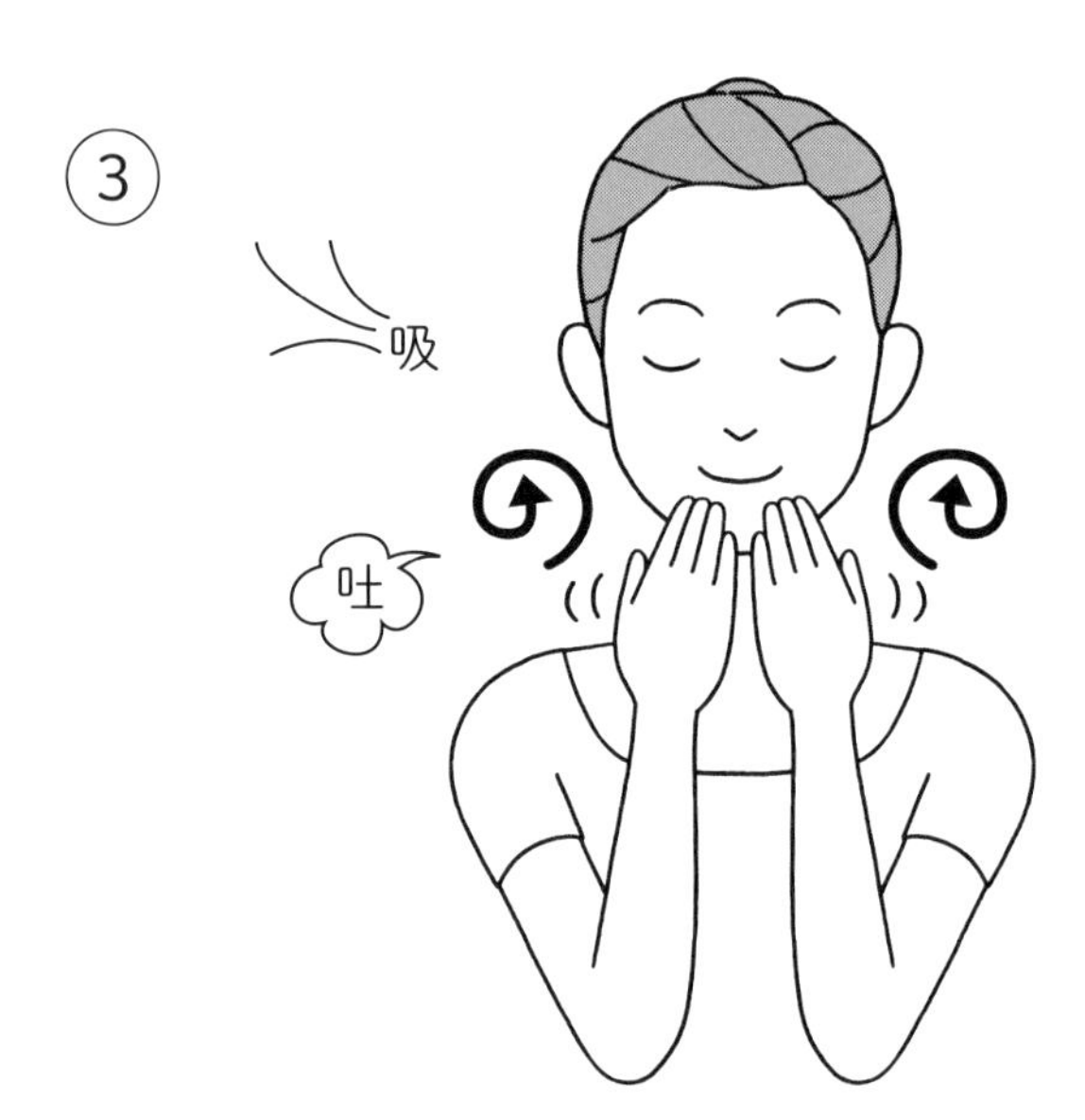

両手の人差し指、中指、薬指の3本をそろえて、下唇のすぐ下に密着させる。鼻で呼吸を行いながら、10秒間、外側に向かって小さな円を描くようにほぐす。

ココに効く!

マスク生活で口元に意識が向かず、口を動かさない状態が続くと、口輪筋やその周辺の表情筋が固くなり口角が下がってきます。血液やリンパ液の流れも滞るため、顔全体のむくみや頬のたるみの原因に。このセルフケアで口輪筋をゆるめて流れを整えると、筋肉の柔軟性がもどり、老廃物の排出が促進されるため、口角が上がり、むくみやたるみの改善につながります。

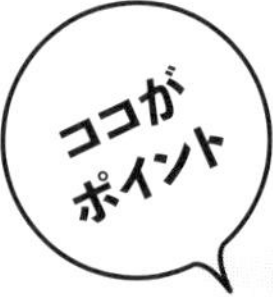

じっくり押し上げながら、骨に癒着した筋肉・筋膜をはがしていくイメージで行いましょう。口角が上がっていると、明るい気持ちを保ちやすくなります。

第6章

脳疲労だけじゃない！「頭皮セラピー」の健康効果

髪の毛が生え、表情が豊かになり、体の柔軟性も増す！

頭皮セラピーを行うことによって、脳の血流が改善され、自律神経のバランスが良くなり、内分泌系や免疫系の働きも活性化すると考えられます。こうした有効性をこれまで述べてきましたが、ほかにも特筆すべき健康効果があるので紹介しましょう。まず、毛髪に対する好影響です。鏡を見るたびに生え際が気になる中高年の男性はもちろん、頭頂部あたりの薄毛に悩む女性も、非常に気になるところではないでしょうか。

特に効果が高いのは、ガチガチ頭皮の人。初の来院時には頭皮が1㎜も動かなかった50代の女性が、月に一度の頭皮セラピーに加えて、自分でもブラッシングを心がけた結果、頭頂部の薄くなっていた毛髪が生えてきた例があります。

この患者さんの場合、ガチガチだった頭皮が2か月後にはやわらかくなり、頭皮の状態が改善されるとともに、頭頂部の細い毛髪が太くなりはじめ、地肌が目立たなくなって、患者さんは大変喜んでおられました。

よくいわれるように、毛髪の健康は頭皮の血流と強い関連性があります。この患者さんのケースも、頭皮セラピーやブラッシングによって血流が改善され、頭皮に必要な栄養が行き渡り、健康な毛髪が生えてきたと考えられます。

表情の変化も、頭皮セラピーによって得られやすい効果のひとつで、特に改善されるのは、顔の印象を決定づける要素である目元です。

当院で頭皮セラピーを受けた50代女性の例をあげましょう。首の強い痛みがあり来院された初診時には、長時間のパソコン業務による眼精疲労で目に力がなくなり、瞳がどんよりした状態でした。不眠にも悩まされているとのことでしたので、保険診療のリハビリとあわせて当院で月に一度の頭皮セラピーをおすすめしました。

この方の頭に触れると、まるでジャガイモのように凸凹が感じられました。これは、心身共に疲労が蓄積している方に見られる状態です。この方は、日々のセルフケアもあわせて頭皮セラピーを続けていただいた結果、1年3か月後には引き締まって生き生きした目元に変化。ぐっすり眠れるようにもなりました。

頭皮セラピーを行うと、フェイスラインも変化します。肩の痛みを訴える70代女性の場合、顔の肌にハリがなくなっており、目の下にははっきりとクマができていました。

その後、月2回の頭皮セラピーを半年ほど行うと、ガチガチだった頭皮が適度なゆるみのある状態に改善。肌には明らかにハリとツヤが出て、目の下のクマも随分薄くなりました。顔が引き締まってリフトアップしたことから、「年齢よりも若く見えると言われます」とうれしそうにご報告もいただきました。

頭皮セラピーには、体の柔軟性が高まる効果もあります。これは体が固い人によく見られる変化で、頭皮をほぐすと背部へつながっている筋膜の緊張がゆるむため、前屈動作が行いやすくなるのです。セラピー直後に前屈動作を行うと、柔軟性の変化をはっきり実感できることが多いのです。

こうしたさまざまな健康効果は、自分に適したセルフケアを心がければ、得ることが十分可能です。ぜひ、日々頭皮に触れ、「今日のわたし」を感じ取る時間を作ることで、「氣・血・水」の巡りを整えて、すこやかな心身を作っていきましょう。

頭皮セラピーによる毛髪の変化

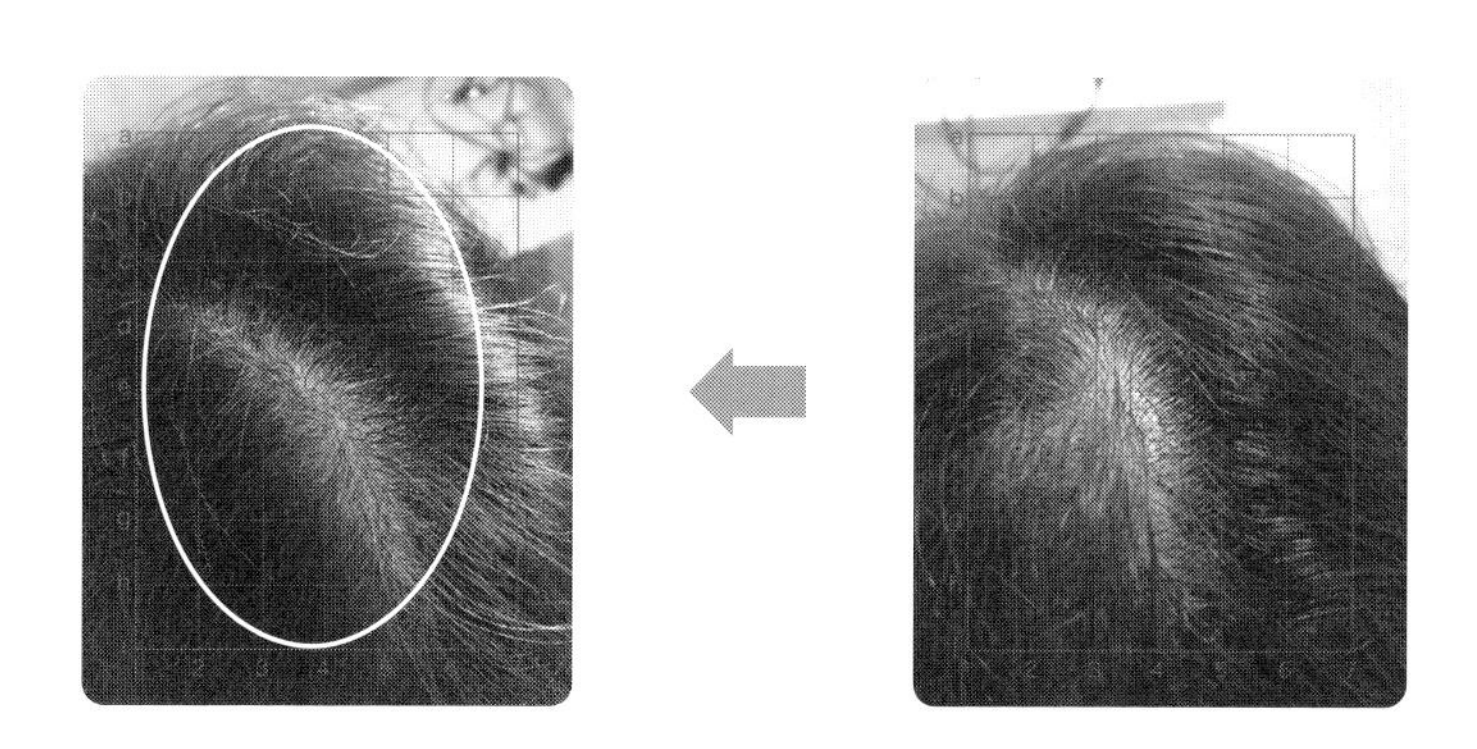

頭皮セラピーによる表情(目元)の変化

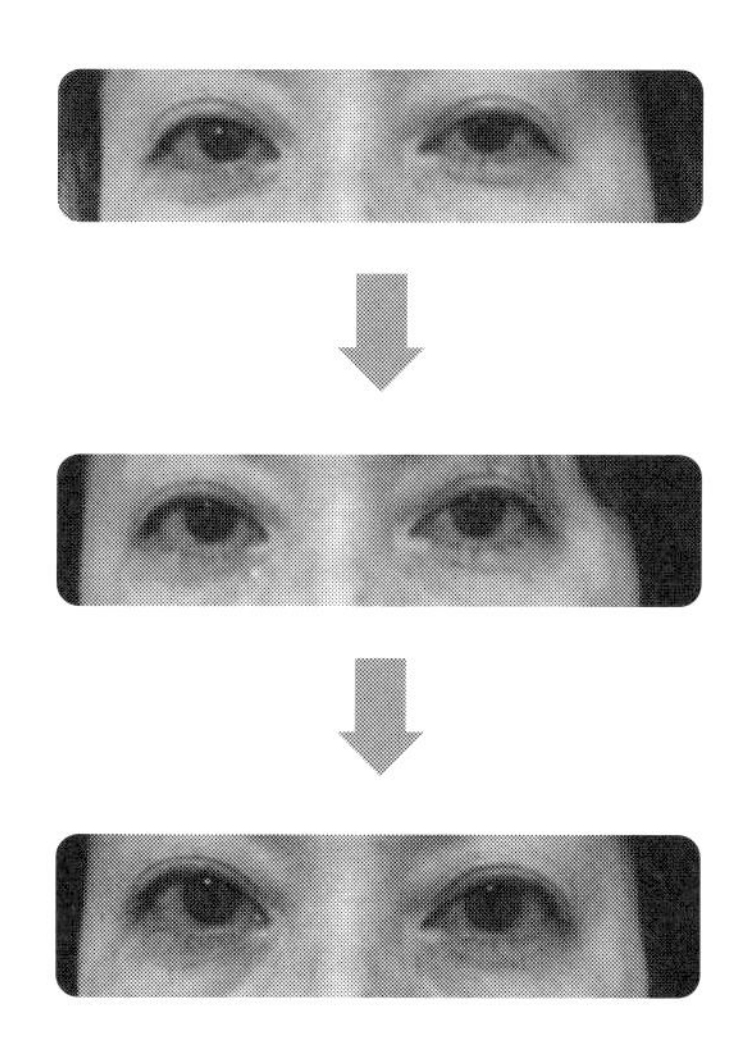

セルフケアで得られるさまざまな健康効果

当院を受診した患者さんのなかから、セルフケアによってさまざまな健康効果を得られた方たちを紹介します。

自律神経のバランスが正常に、まぶたのむくみが取れて、目元も明るく変化

ガチガチ頭皮・Yさん（50代女性）

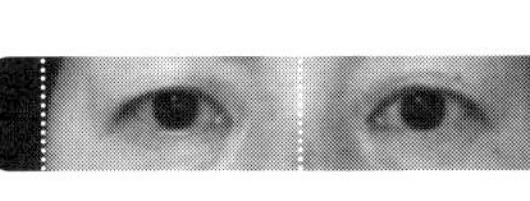

セルフケア前

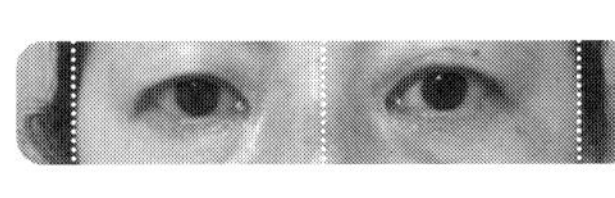

セルフケア
2週間継続後

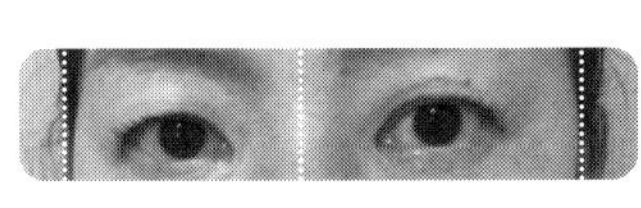

セルフケア
4週間継続後

自律神経のバランス

●がグレーゾーンに近いほど理想的

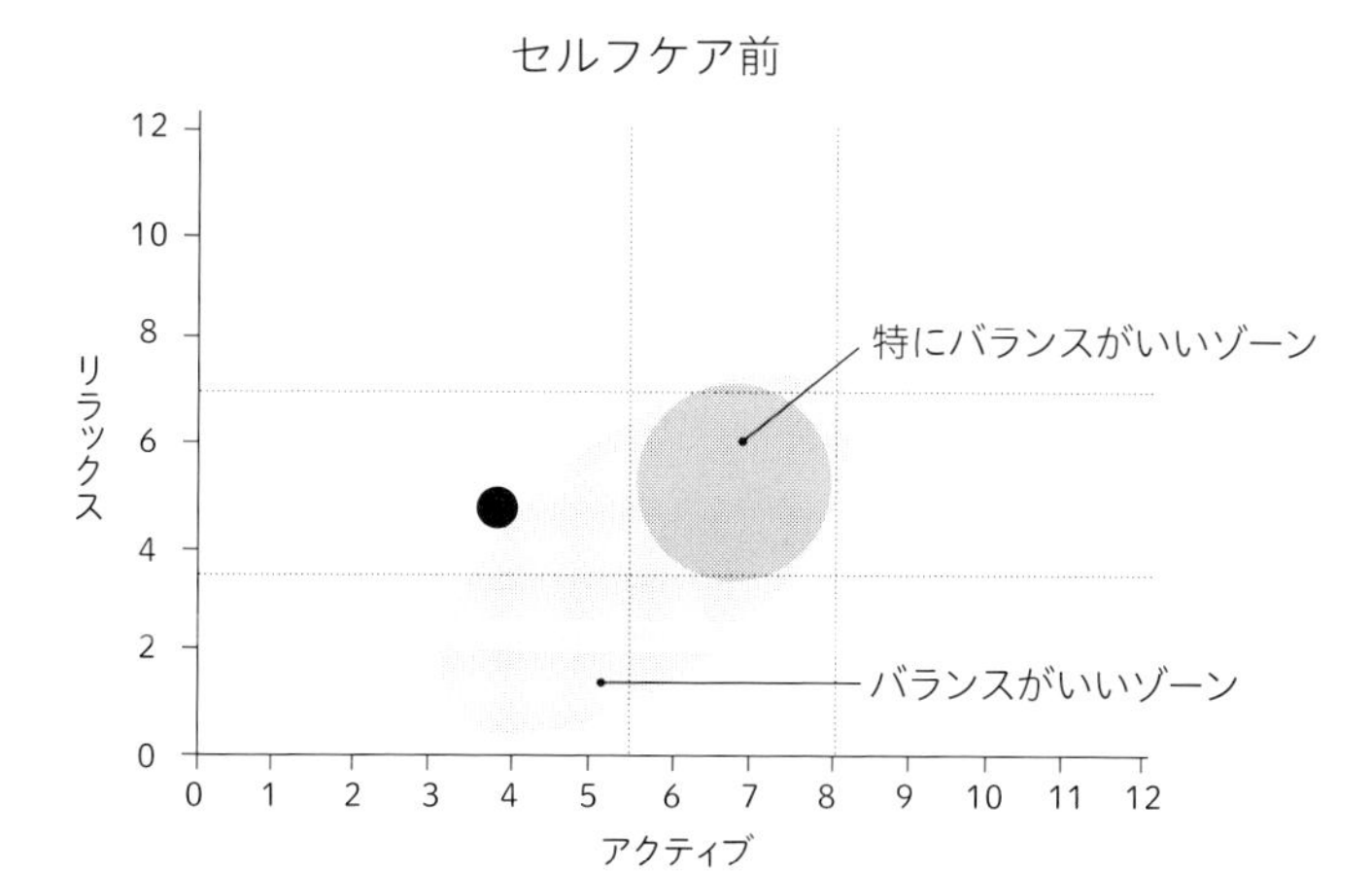

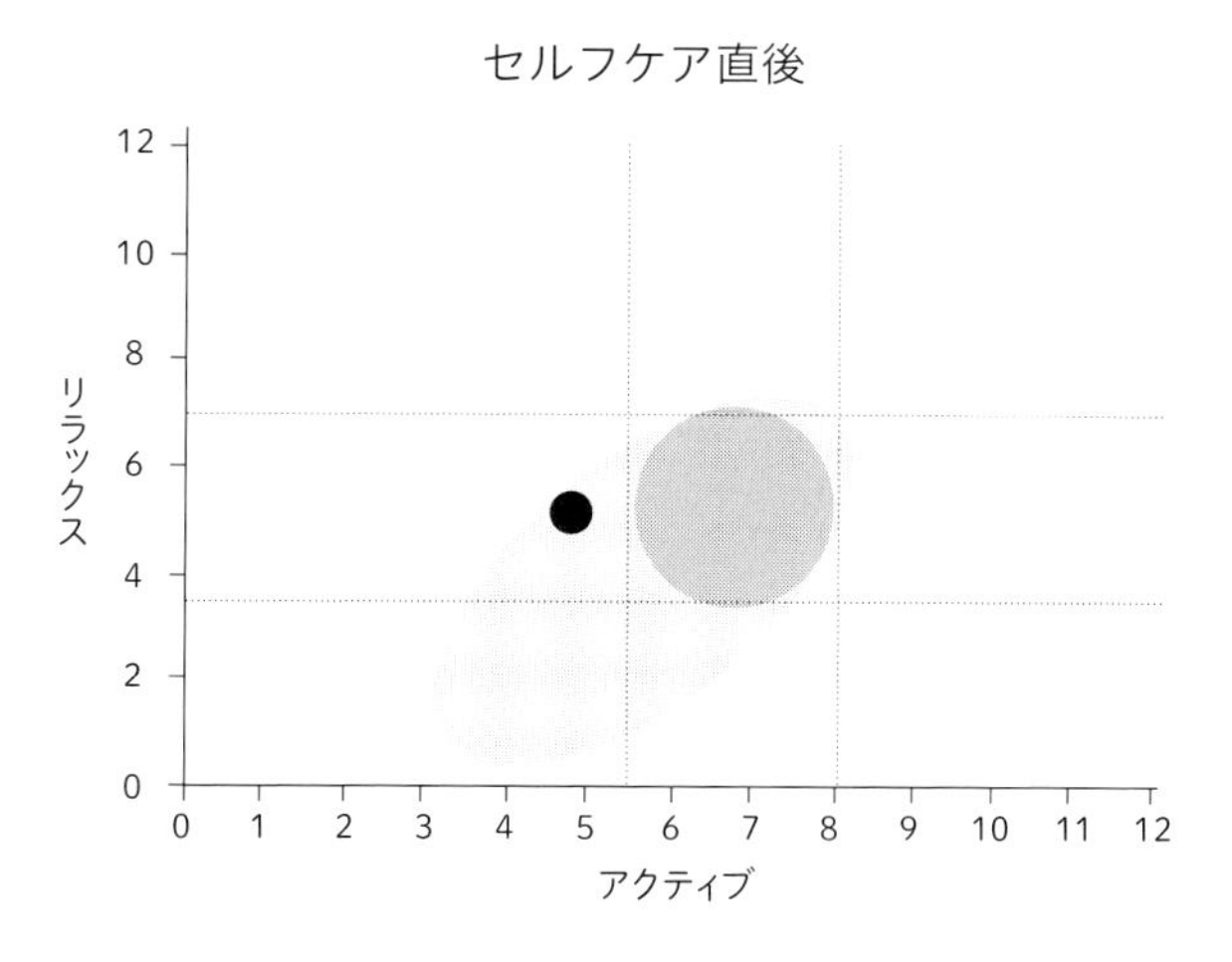

セルフケア4週間継続後、まぶたのむくみが取れ、目が大きく開くようになり、明るい目元に変化しました。

前ページの図は、自律神経のバランスを測定したもの。●が中央の濃いグレーゾーンに近いほど、バランスが良いとされています。

セルフケア前は、●が健康とされる薄いグレーゾーンから外れ、バランスが崩れている状態でしたが、セルフケア直後の測定では、●が薄いグレーゾーンに移動。バランスが改善されたことがわかります。

〔本人の感想〕

セルフケアは毎日、夕方や入浴時など、思いついたときに1~2回行いました。好きなセルフケアだけをささっと1~2種類やったりするときもありましたね。

続けていると、頭がすっきりして、目がさえてくるように感じます。肩こりも楽になりました。健康のために、これからも続けていきたいと思います。

頬のむくみがなくなり、フェイスラインがすっきりと改善

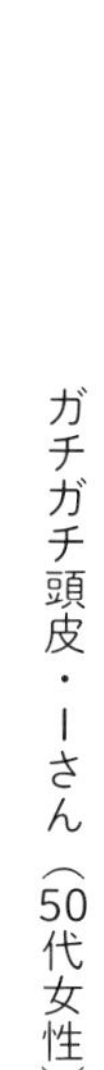
ガチガチ頭皮・Iさん（50代女性）

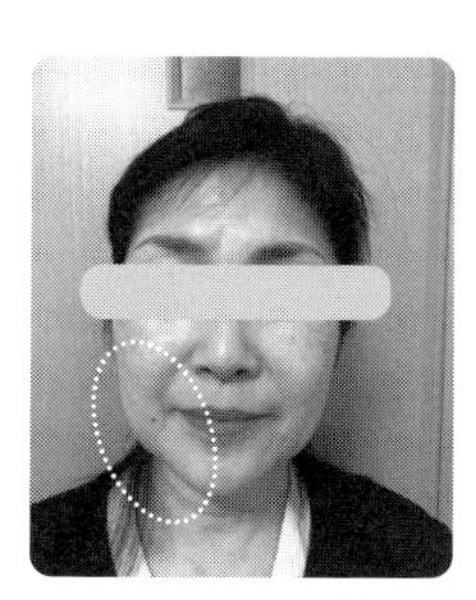
セルフケア前

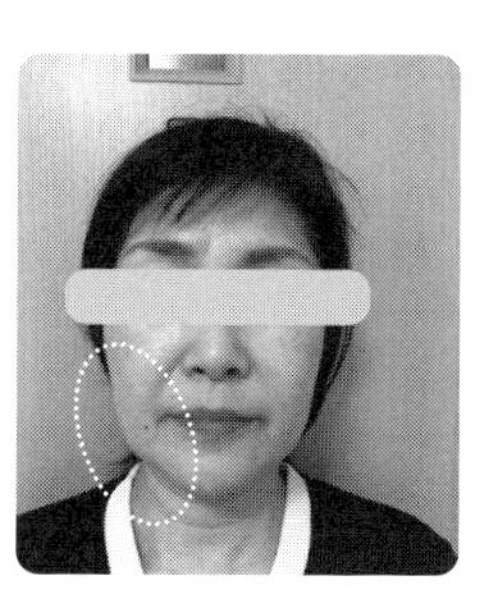
セルフケア
2週間継続後

・セルフケアを2週間行った結果、頬のむくみがなくなり、フェイスラインが明らかにすっきり変化しました。

・周辺部の感知速度を判定すると、セルフケア後は反応時間が速くなり（2・82秒→2・39秒）、正確性もアップ。（ビジョントレーニング専用機器 V-training2G〈東京メガネ社製〉を用いて〝周辺部の感知力〟を測定）

・セルフケア前の舌診では、血流の滞りがあることを示す舌下静脈の怒張が見られましたが、セルフケア継続4週間後では怒張している血管が減少し、色も薄く目立たなくなっており、血流の滞りが改善されました。

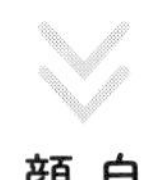

自律神経バランスが整い、血流の滞りが改善。顔のゆがみも整ってきた

ガチガチ頭皮・Eさん（50代女性）

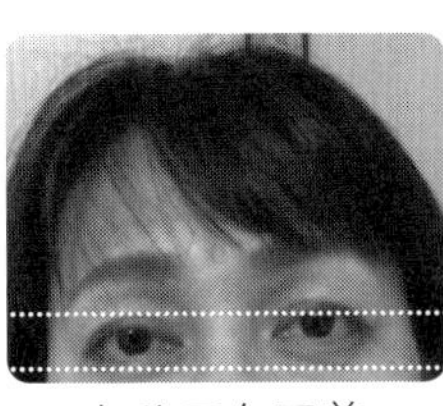

セルフケア前

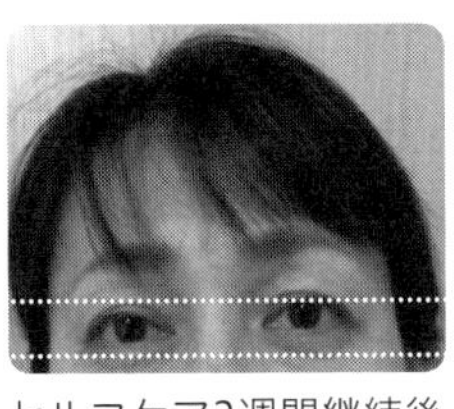

セルフケア2週間継続後

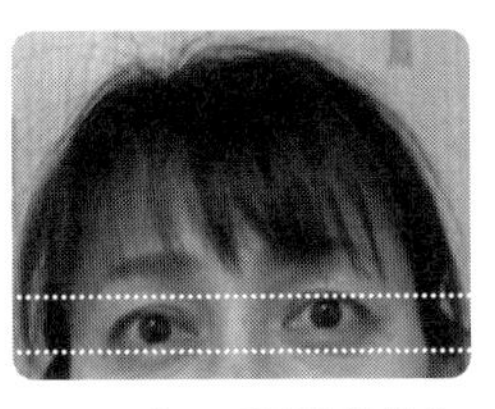

セルフケア4週間継続後

・セルフケア前は、目に活力がなく疲れが感じられましたが、4週間後にはすっきりした目元に変化しています。大きく差があった目の高さも左右均等に近づいており、顔のゆがみが整っていることがわかります。

・セルフケア前の舌診では、血流の滞りがあることを示す舌下静脈の怒張が顕著に見られましたが、セルフケア直後では怒張している血管が減少し、色も薄く目立たなくなりました。セルフケア継続4週間後も、この状態が維持されており、血流の滞りが改善されています。

・セルフケア前は交感神経・副交感神経活動量が共に低い状態で、左の図のように、●の位置が健康の範囲内であることを示す薄いグレーゾーンぎりぎりのところにありましたが、セルフケアを継続していくと、徐々にどちらも活動量が上がっていき、4週間後には●の位置がより健康であることを表す濃いグレーゾーンに近づくまでに改善しました。自律神経のバランスから総合的に数値化する「健康度」は60点
↓83点にアップ。

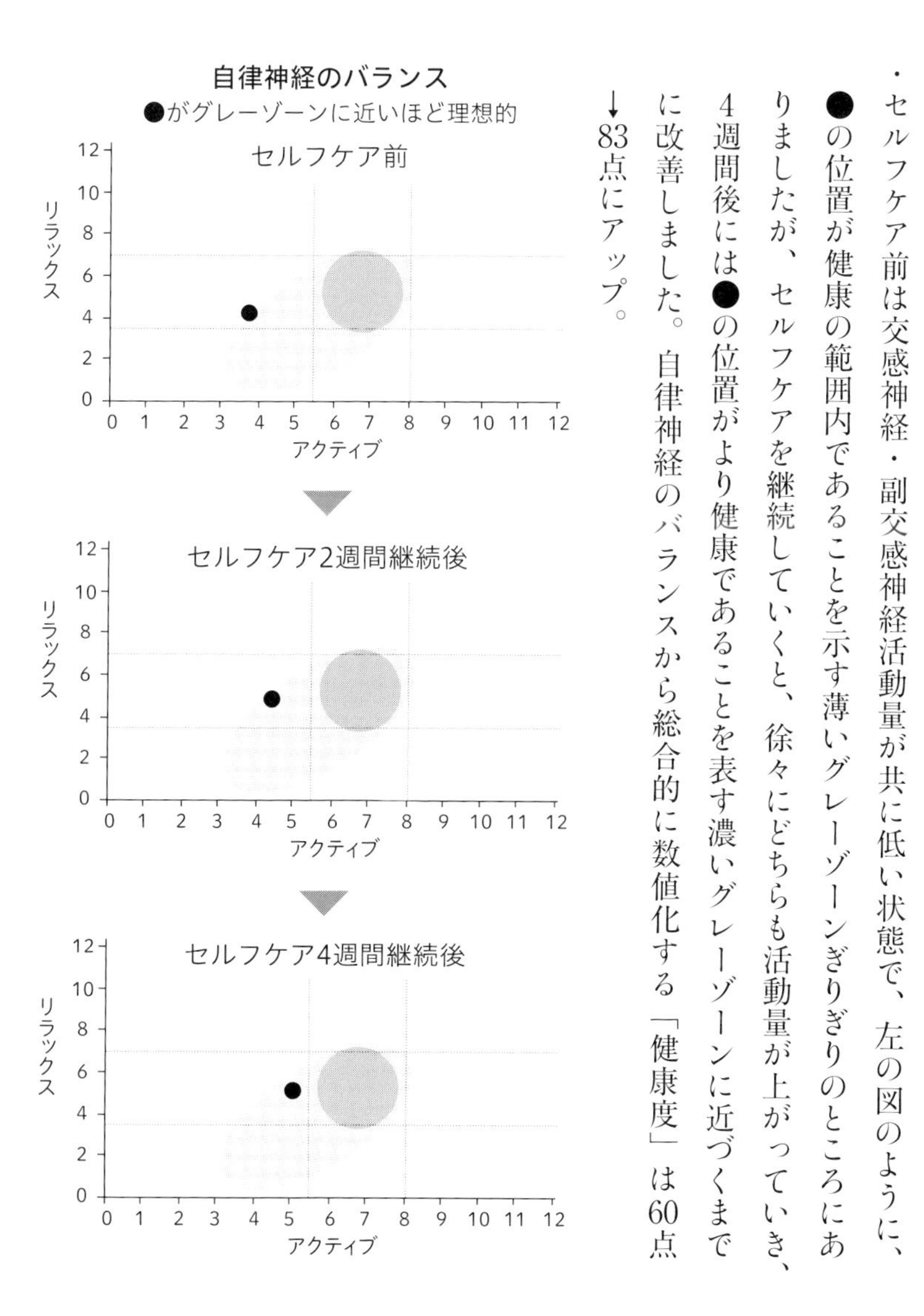

〔本人の感想〕

セルフケアは毎日、朝や入浴時など、思いついたときに1～2回行いました。続けていくうちに、まったく動かなかった頭皮が動くようになり、丸太のように固くなっていた首もつまめるようになり、それにつれて頭痛や肩こり、疲労感が軽くなってきました。

家族に肩をもんでもらうことが多いのですが、「すごく肩がやわらかくなった」と言われたり、美容師さんにも「頭皮がやわらかくなりましたね」と驚かれたりしています。気がついたら偏頭痛もなくなっていました。

また呼吸とともにゆっくりと自分の頭を大切に触れながらマッサージすることで、〝今この瞬間にフォーカスする〟ということがとても大事だと体感しました。常に、何かをしながら次のこと、明日のことに思考がとらわれているんだな、と気づくことができました。

頭皮セルフケアは、一見手順がたくさんあるようですが、慣れてくるととても短時間で簡単にできるのも、長く続けられる秘訣だと思います。

交感神経と副交感神経の働きがともに改善。フェイスラインがシャープになり、若返り！

ゆるゆる頭皮・Sさん（40代男性）

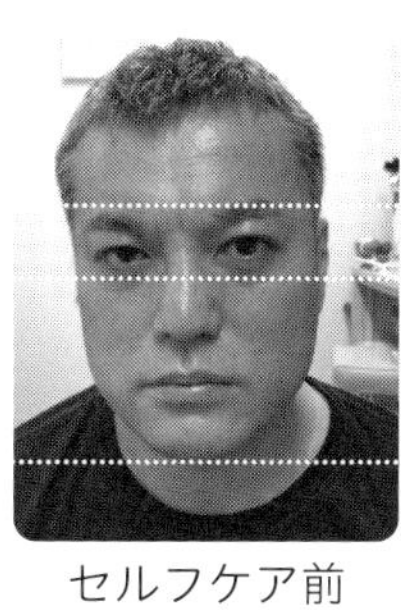
セルフケア前

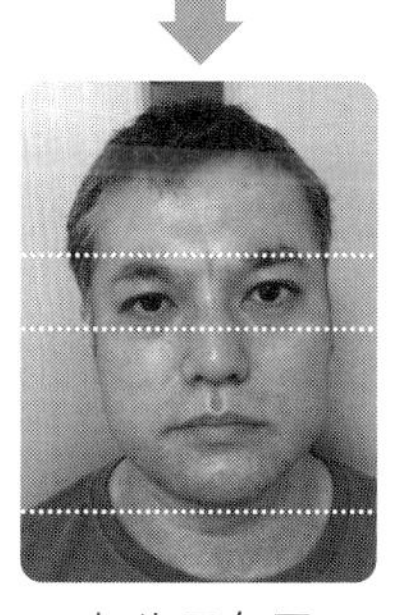
セルフケア
2週間継続後

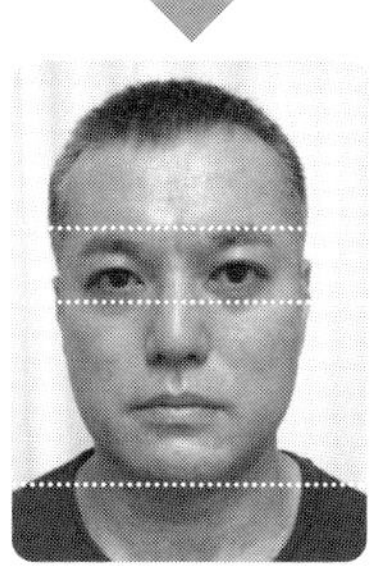
セルフケア
4週間継続後

・顔のむくみが取れ、頬のラインがリフトアップし精かんな顔つきに変化。目と眉の高さもほとんど左右対称になりました。

・周辺部の感知速度を判定すると、セルフケア継続4週間後、周辺部の感知力がアップしたことが確認できました。（ビジョントレーニング専用機器 V-training2G〈東京メガネ社製〉を用いて〝周辺部の感知力〟を測定）

・セルフケア前は肉体疲労とストレスが強く、交感神経も副交感神経も活動量が低い状態で、健康の範囲内である薄いグレーゾーンから●が外れた位置にありました。セルフケアを2週間行った結果、●が薄いグレーゾーン内に移動し、自律神経のバランスが改善したことがわかります。自律神経のバランスから総合的に数値化する「健康度」もアップしました（43点→55点）。

自律神経のバランス

●がグレーゾーンに近いほど理想的

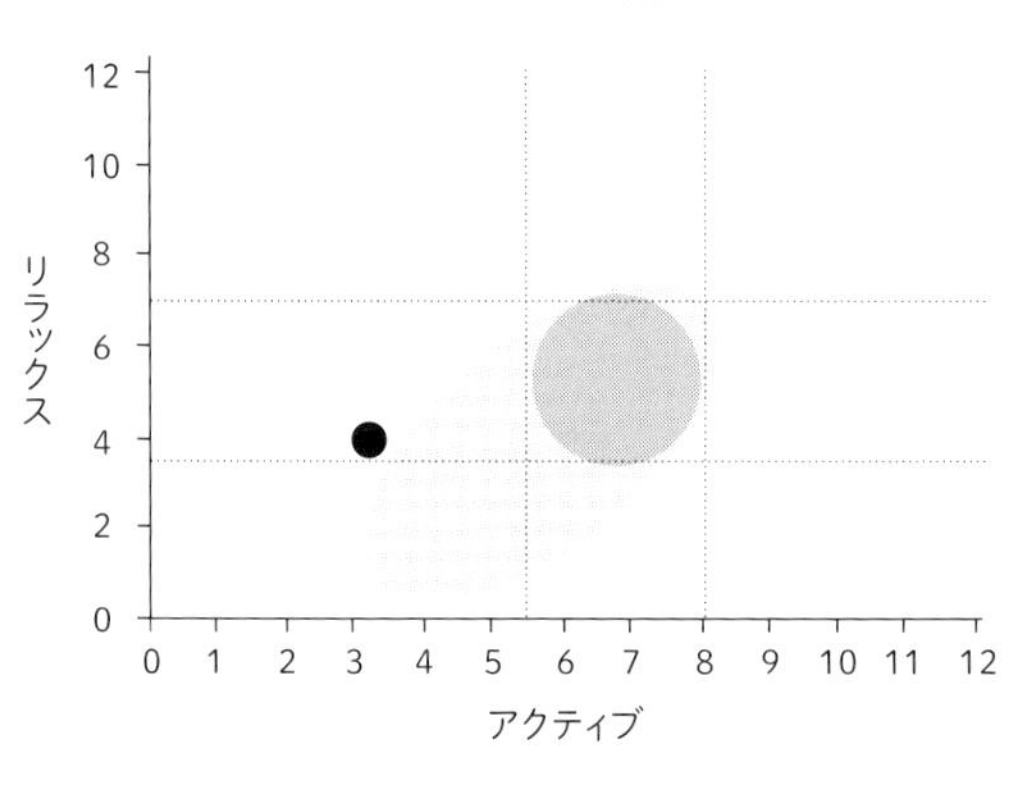

セルフケア2週間継続後

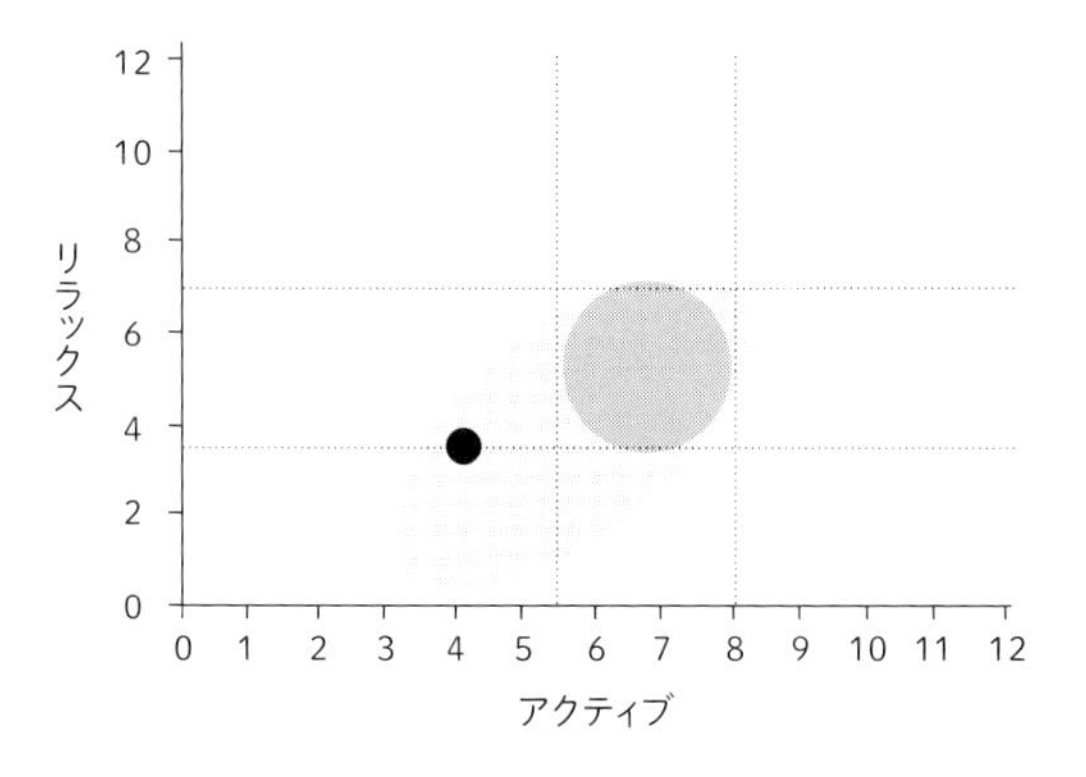

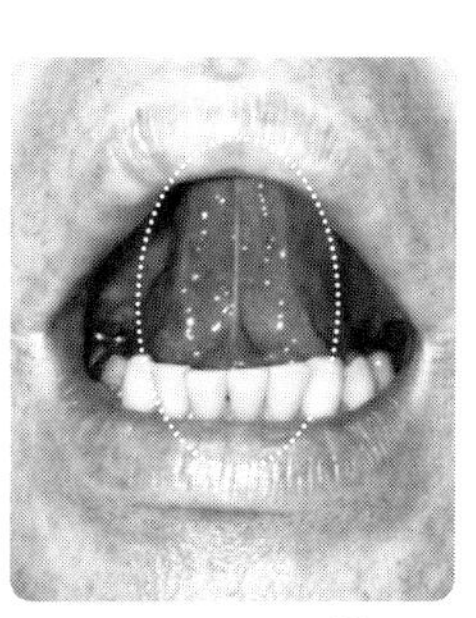
セルフケア前

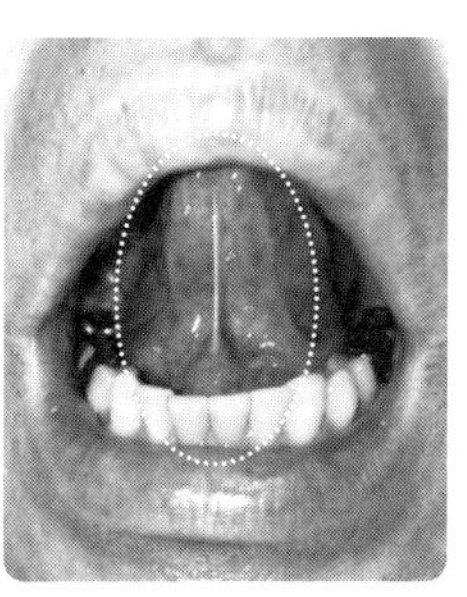
セルフケア直後

・セルフケア前は血流の滞りを表す舌下静脈の怒張が顕著に見られました。セルフケア後は怒張が軽減、色も薄くなり、血流の滞りが改善されていることがわかります。

〔本人の感想〕

セルフケアは毎日、入浴時にやろうと決めて毎日1回行っています。手順を描いた紙をパウチして、浴室に持ち込んでいます。仕事で1日中パソコンの前に座っているので、首こりと肩こりがきつく、疲労感が抜けない状態でしたが、セルフケアを行うと、首や肩がすっきりして頭も軽くなります。

V-training2Gによる「周辺部の感知力」測定でも、セルフケア前は正解対象がまったく見えなかったのですが、４週間後には、はっきり見えるようになりました。

じつは先週、２年ぶりに趣味のロードバイクを復活させ、道路を走行してみたのですが、今までは仕事が忙しくてそんな気にもならなかったのに、好きなことをやろうという気持ちになれたこともまず大きな変化だと思いました。ロードバイクは視野が狭いととっさの判断力がにぶくなり非常に危険なのですが、２年ぶりなのにスムーズに周囲に気を配ることができ、スピードも30㎞出せて、明らかに周辺視野が拡大していることがわかりました。脳疲労が改善されたと思います。

仕事でストレスや疲れがたまることは承知していて、そのたまった疲れをどう解消していくかで悩んでいたところに、このセルフケアを知りました。疲れを自分で体から出す方法がわかってありがたいですね。

体が柔軟になって、前屈が深くまでできるように

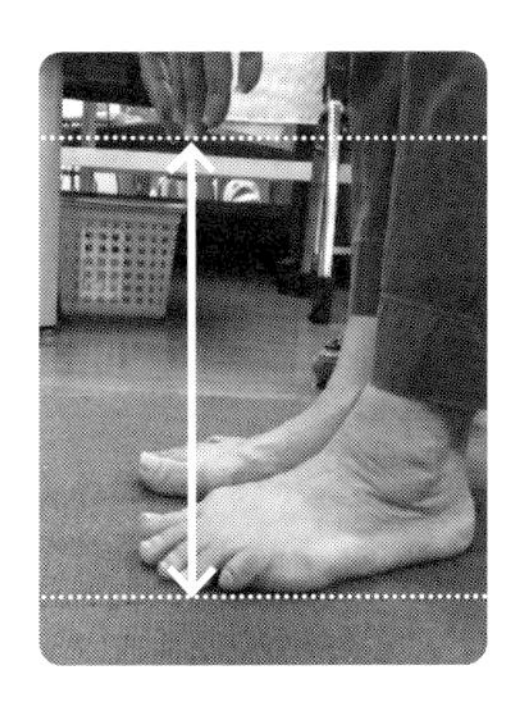
セルフケア前

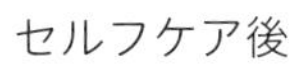
セルフケア後

ガチガチ頭皮・Yさん（70代女性）

・セルフケアを行った結果、体の柔軟性が増し、前屈が深くできるようになりました。

・頭皮がまったく動かないガチガチの状態でしたが、セルフケア後、頭頂部が１㎝弱ほど動くようになりました。

・セルフケア前は口が大きく開かず、舌をあまり出せない状態でしたが、セルフケア後、舌やあごの関節がリラックスし、舌を長く出せるようになりました。

若返りセラピー

本書の最後に、頬のたるみをリフトアップして、ほうれい線の悩みを解消するセルフケアをご紹介しましょう。

フェイスラインもすっきりして、若々しい表情がよみがえります。

脳疲労を解消する頭皮セラピーとあわせて行って、体も見た目も若返りましょう！

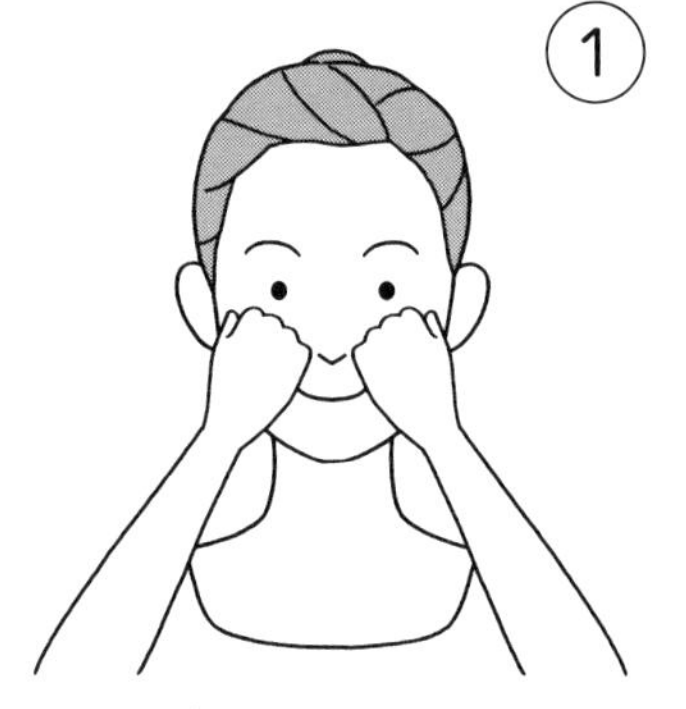

① 両手をグーにして、小指の第二関節が小鼻の横にくるような位置で肌に密着させてこぶしを押し当てる。

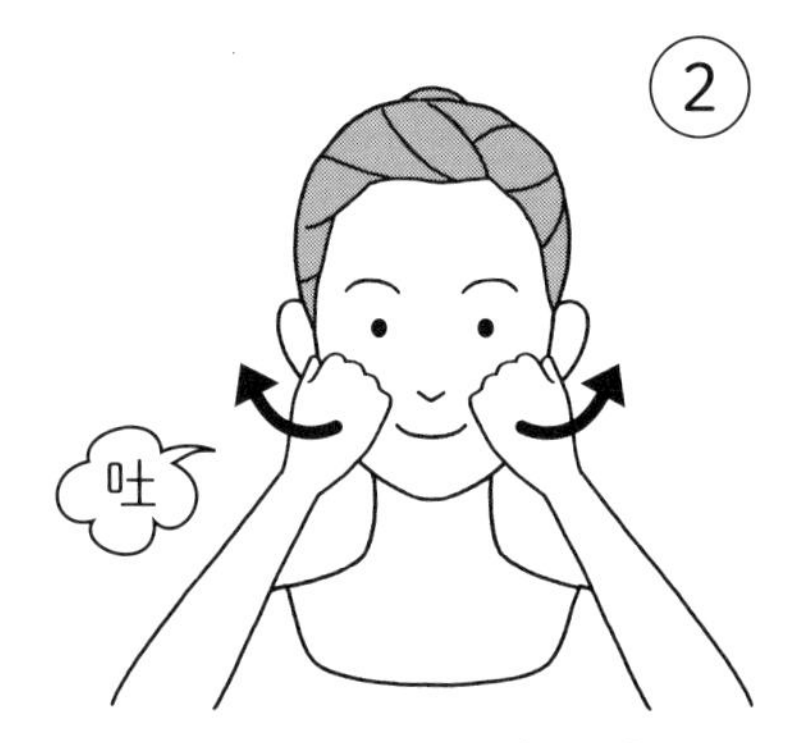

② 口から息を吐きながら、③を参考にⒶのラインを顔の中心から外側に向かい、両手の小指から人差し指までの第二関節を順番に使ってぐるっと顔をプッシュする。①②を3回繰り返す。

ココに効く！

○頬には咀嚼筋の咬筋（こうきん）があります。現代人は咀嚼回数が少ないため、もうひとつの咀嚼筋、側頭筋とともにこっている方が非常に多いのです。咬筋がこって固くなると血流が悪くなるため、むくみやすくなって老廃物が蓄積し、頬が下がってマリオネットラインやほうれい線と呼ばれるたるみの原因となります。

○「ホタテ（側頭筋）のばし」（66ページ）とセットで行い、固くなった頬をほぐして、老廃物を排出しましょう。

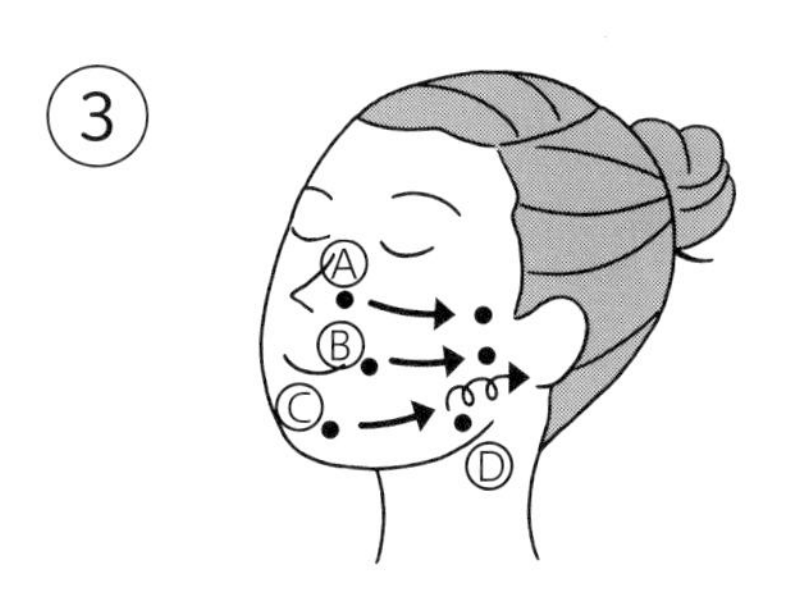

口角のラインⒷと、あごのラインⒸも②と同様に行う。

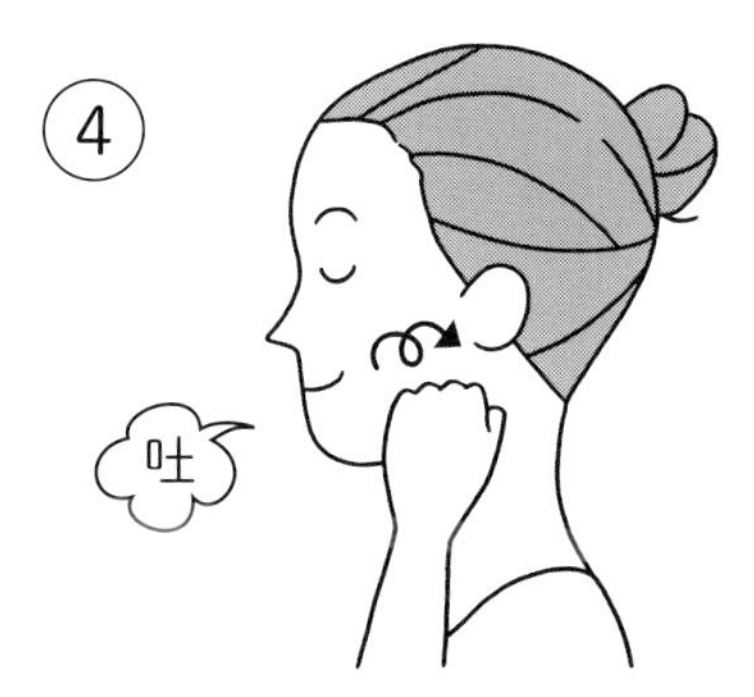

えらの部分Ⓓに親指以外の第二関節を密着させ、口から息を吐き、外回しにくるくると小さな円を描きながら指圧する。

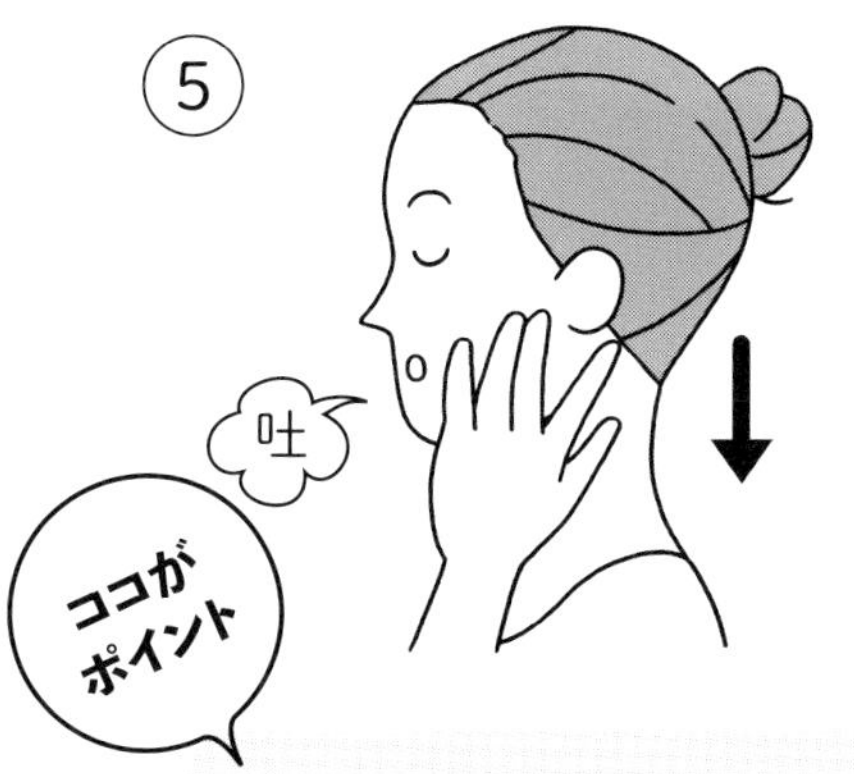

両手で耳を挟み、口から息をフーっと吐きながら首筋へ軽く3〜4回なでおろす。

○えらや頬骨の下など、老廃物がたまりやすい場所は、押すと最初は痛みを感じることが多いので、力を加減しながら行いましょう。

○皮膚は摩擦に弱いので、こすらず、こぶしを皮膚に密着させ、奥にある骨に向かって圧をかけるように行います。

○最後に老廃物を首筋に流すことで、より効果がアップします。

頭皮セラピー指導補佐≫山本わか
本文デザイン≫青木佐和子
イラスト≫瀬川尚志
編集協力≫編集工房リテラ（田中浩之）

著者紹介
長田夏哉〈おさだ　なつや〉

田園調布長田整形外科院長。1969年山梨県生まれ。日本医科大学卒業後、慶應義塾大学医学部整形外科教室に入局し、専門医として研鑽を積む。2005年、東京都大田区田園調布に、田園調布長田整形外科を開院。「患者さんを全体的に整える」トータルヘルスケアを掲げて、身体各部の不具合にアプローチする多くの選択肢を提示、個人個人に合う治療法・健康法を提供している。著書に『人生が変わる不思議な診察室』（サンマーク出版）、『中指を回すとすべての痛みが消える』（マキノ出版）などがある。

田園調布長田整形外科
http://www.osada-seikei.com
TEL03-5483-7070

体の不調は「脳疲労」が原因だった

2021年 9月5日　第1刷

著　　者　長田夏哉
発行者　小澤源太郎
責任編集　株式会社プライム涌光
電話　編集部　03(3203)2850

発行所　株式会社青春出版社
東京都新宿区若松町12番1号〒162-0056
振替番号　00190-7-98602
電話　営業部　03(3207)1916

印刷　大日本印刷　　製本　大口製本

万一、落丁、乱丁がありました節は、お取りかえします。
ISBN978-4-413-11363-2 C0047